骨力自癒逆轉密碼

蔡凱宙醫師——著

3增
3修
3減
520筋膜操
8式筋膜棍

鬆開筋膜·遠離疼痛·強化骨骼·
提升肌力·改善免疫

【作者聲明】

　　本書分享蔡凱宙醫師於臨床歸納實證的經驗，因每個人體質有差異，致病原因不同，同樣的藥物也有不同的反應程度，同樣的飲食指導也有不同的遵從程度。特別是多重藥物治療的患者，有著許多的風險，一定要找到專業的減藥醫師，配合飲食及運動的改變。千萬不要自行停藥，以免造成不可預期的結果。

　　欲採用書中所提療法，請同時諮詢合格專業人員，評估風險，在安全狀況下實行。因採用本書中所提療法，而產生任何直接、間接、附帶或因而導致的風險，本書作者與團隊不承擔任何責任。

第一章

十全筋膜密碼

第二章

三減：減糖、減小麥、減藥

第五章

骨力運動

520 筋膜操，讓你呷百二

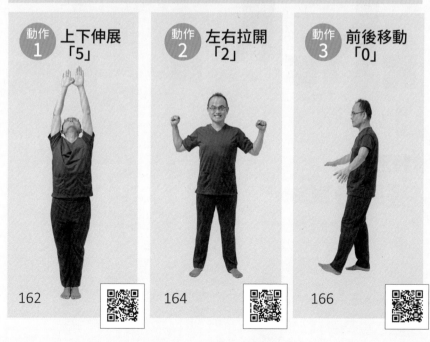

動作 1 上下伸展「5」　　162

動作 2 左右拉開「2」　　164

動作 3 前後移動「0」　　166

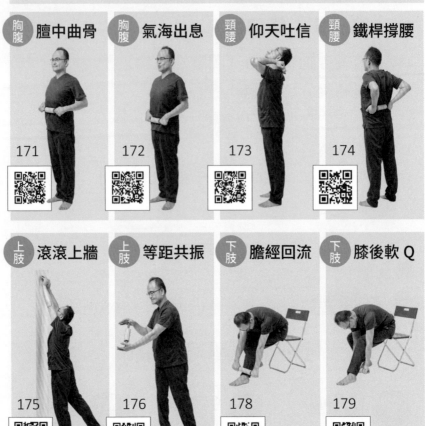

8 式筋膜棍，遠離阻塞疼痛

胸腹 膻中曲骨	胸腹 氣海出息	頸腰 仰天吐信	頸腰 鐵桿撐腰
171	172	173	174

上肢 滾滾上牆	上肢 等距共振	下肢 膽經回流	下肢 膝後軟 Q
175	176	178	179

特別收錄

打造「全身、全人、全家」 的健康

文／**王偉全**
台灣增生療法醫學會理事長

2014 年因成立「台灣增生療法醫學會」，因緣際會認識蔡凱宙醫師，第一時間便感受到蔡醫師處處為病人著想，廣納各種療法的心胸。爾後拜讀了蔡醫師所著《健康金三角養生法》一書，發現蔡醫師不僅專精於骨骼肌肉等生理結構，對於整體筋膜完整性、飲食、睡眠、運動、呼吸，都有非常深入的研究，而且最讓我佩服的是蔡醫師有著超強的行動力；聽到什麼、看到什麼，只要知道有什麼最新、對健康最有幫助的事物，蔡醫師必定搶先第一個身體力行，並且把最真誠的體驗分享給病人。

蔡醫師也非常關注整合醫學（holistic medicine），也就是看人是看整體，包括「全身、全人、全家」的健康，而非頭痛醫頭、腳痛醫腳。他的資訊總是能夠搶先一步，當我開始涉獵足弓支撐、北歐式健走、全身性的血液循環

及一氧化氮的時候，才發現蔡醫師早已從事客製化鞋墊製作多年，也已推廣北歐式健走杖及垂直律動儀多時。

現代人的文明病越來越多，越來越多研究發現更多的過敏、自體免疫疾病，可能都跟毒素有關。我們處在一個充滿毒物的世界，蔡醫師對各種毒素的研究也十分用心，甚至親自拜訪農家，探究如何營造健康美味的飲食，讓我深感佩服。這次書中又提出三減（減糖、減麩、減藥）、三增（增肌、增睡、增腸胃力）、三修（修呼吸、修皮膚、修口舌）等著眼點，道理看似簡單，但箇中巧妙及實行細節，則需細細品味蔡凱宙醫師的這本新書呀！

自然骨科骨自然

文／**宋晏仁**
家庭醫學專科醫師
初日診所院長
前國立陽明大學副校長
臺北榮總家醫部特約主治醫師

　　醫學中心是我國最高階的醫療機構，醫學中心的醫師受嚴格訓練，醫術精湛，分工精細，不但內外科細分為心臟、胃腸、新陳代謝⋯⋯等以器官或功能系統的次專科，「骨科」也細分為脊椎、手足、外傷、運動醫學。命在旦夕的急症病人，送到醫學中心，通常能救回一命。

　　醫學中心的醫師，一向自認為──也被認為──是「正統」醫學的代表。

　　然而所謂「自然醫學」，在我國卻背負著許多曖昧的意涵。「正統醫學」的醫師對自然醫學就算不口誅筆伐，大多嗤之以鼻，不屑一顧。

　　但是，在慢性病大流行的現實情境之下，以急性病治療為核心思維的「正統醫學」卻遇到了窘境。退化性關節

炎換了人工關節仍然疼痛，不良於行；糖尿病打了胰島素，血糖或許下降，併發症卻沒有顯著減少。

於是，有少部分資深的醫學中心醫師，開始正視「正統醫學」的盲點，逐漸看到正統之外的醫學理論與處置，發現現今諸多慢性病，不一定要動刀弄剪、開膛破肚地殺無赦，從飲食營養、生活作息、運動健身做起，反而更見效果。

蔡凱宙醫師是前國泰醫院骨科部資深主治醫師，頂尖的「正統」醫師，卻在多年的醫學中心服務之後，看見正統醫學的不足，自己努力探索，拜網路科技之賜，終於整合各家之言，毅然擁抱「自然」骨科，開創一條嶄新的療癒之路。

本書是蔡醫師送給當代醫界的大禮，書中所言與我近年心得非常接近，尤其減少藥物使用、調整食物內容、減少糖分攝取，與簡單有恆的運動，深得我心，鄭重推薦，您讀了必大有所得。

| 專文推薦 3 |

更自然友善
的骨科治療方式

文／**李宗賢**
臺灣大學臨床醫學研究所 醫學博士
中山醫學大學醫學研究所教授
中山附醫婦產部生殖醫學科主任

　　蔡凱宙醫師是我同窗十年的摯友：既是嘉義高中同學，又是臺北醫學院（現臺北醫學大學）醫學系同學。首先容我爆個有趣的料：天縱英明而敢作敢當的男大生蔡凱宙因為某些認知和堅持故意在軍訓課缺曠，甚至不惜在爾後的兵役期間無法成為醫科預官。據我所知，他是全班唯一以衛生兵而非醫官身分去服兵役的同學，其特立獨行、大開大闔的行事風格在風氣保守的舊時代早已令人刮目相看。退伍之後，我們又同時進入臺大醫院擔任住院醫師，之後，他在國泰醫院仁愛總院成為出色的骨科主治醫師，我則留在臺大醫院進修不孕症與生殖醫學。

　　當時，我岳母苦於脊椎狹窄引發的相關症狀，正是經由骨科新銳蔡醫師的聖手，以傷口極小而復元迅速的脊椎

手術解決了岳母下肢疼痛、行走不便的痼疾，足見當時蔡醫師的手術技巧已經相當精湛。即便如此，他隨後仍遠赴美國亞特蘭大進修，去尋求更新更好的用以支撐脊椎的醫學材料，並學習更高深的脊椎手術技巧，由此可見，我這位大學時代就不畏萬難追求卓越的同學，對於骨科醫學是多麼銳意精進。

之後，我到中山附醫婦產部擔任主治醫師，從事生殖醫學的診療照護工作超過十年。在不孕症患者當中，卵巢卵子老化是相當棘手的問題，我發現這些患者需要一些健康食品，例如脫氫異雄固酮（Dehydroepiandrosterone，簡稱 DHEA）、維他命 D、輔酶 Q10（Coenzyme Q10）等。這些可以「養卵」的健康食品，現在已經普遍被用來提升卵巢功能。此外，多囊性卵巢症候群因為與胰島素阻抗有關而被視為女性特有的代謝症候群，這些患者可以從調整生活型態或控制體重下手，有時甚至不需要特別藥物，就可以正常排卵，進而自然懷孕。於是慢慢的，我深感自然醫學的理論也可應用於不孕症患者的治療。

這十幾年之間，蔡醫師在臺北自行開業，而我在臺中中山醫大及中山附醫擔任「服、教、研」的工作，一根蠟燭在服務、教學、研究三頭燒，驀然抬眼，才知道蔡醫師

近年來正全力推廣自然醫學。轉型成為自然骨科專家的蔡醫師，盡量避免侵入性的治療方式，轉而以食物調整及復健養生的方式去處理骨骼肌肉系統老化的問題，運用更自然、更友善的方式療癒了無數骨科患者。

由於我已將自然醫學應用於不孕症治療並取得一定成果，所以高度認同蔡醫師自然骨科的理念。蔡醫師很熱情地將他控制患者血糖或胰島素的方法傳授予我，幫助我從血糖監控中發現日常飲食的諸多陷阱，在兩個月內瘦了三公斤，同時睡眠和精神都改善不少。拜讀蔡醫師的這本新作，我發現他傳授給我的方式盡在其中，並以更完整更平易的風貌呈現出來。這本大作可以當作現代人的養生指南，特別在醫學發達的今日，對於平均壽命已經超過八十歲的臺灣民眾而言，尤其需要這樣一本書，教大家如何活得健康、活得有品質，我非常樂意推薦這本書。

| 專文推薦 4 |

一本讓你健康、喜樂的書

文／**張峻嘉**
國立臺灣師範大學地理學系副教授

　　阿祖在我小時候看到冬天我穿著禦寒大衣，短褲、拖鞋，最喜歡對我講的話就是：「上面燒滾滾、下面漏涼粉」（臺語），經過五、六十年到現在還是記憶猶新。長大後我去歐洲讀書回來到現在三十幾年來，也幾乎整年都沒有再穿過長袖衣服了。

　　一開始是不覺得冷，但習慣跟著大家冬天換季，後來覺得穿短袖在寒冷冬天可以讓自己保持頭腦更清醒，學習更有效率，動作更無障礙，所以習慣如此，也幾乎不再感冒了，但是最大的改變是，記住阿祖的話，我寒冷冬天一定穿長褲、穿襪子、穿鞋子。

　　我沒有任何醫學背景，醫學知識淺薄，今日看到蔡醫生此書的第四章論述，才發覺「禦冷」有這麼多好處，從自身的經驗而言，或許大家可以依各人體質狀況，逐漸的

不要穿那麼多衣服，讓自己身體慢慢與大環境相互交流，但要記住我阿祖的勸誡喔！（把襪子、鞋子穿好！）

　　祝大家身體健健康康、心性喜喜樂樂、靈性恩上加恩！

| 專文推薦 5 |

拿回健康的主導權

文／敖曼冠
振興醫院骨科部主任

　　古有明言：「上醫治未病」，所以高明的醫生不但可治好病，更要預防疾病，甚至於逆轉衰病的頹勢。

　　基於這個概念，我依循自然醫學的道理來治療我的病人，真的見證到太多可以免去針、藥甚至於手術的案例。

　　看到蔡醫師的大作，有見到同道的振奮，更讚嘆他在這方面的努力。書中他將理論與實務緊密完美的結合，以生動易懂的方式讓人知道健康是自己的責任，只要正本清源就能拿回自我健康的主導權。

　　最珍貴之處在於書中介紹了簡單、易行又速效的施行方法。只要有心，人人做得到。

　　我不但大力推薦給所有希望打造健康身體、恢復活力人生的病人，更希望醫界同仁能夠以此借鏡打開心胸、拓展新境。

解決病痛，
為病人謀最大福利

文／**楊奇峰**
中華民國能量醫學學會榮譽理事長

　　筆者從事實證輔助及替代醫學（EBCAM，evidence-based complementary & alternative medicine）的研究和臨床應用數十年，深知傳統西醫必須整合其他安全有效的各種療法，才能真正為病人謀求最大的福利。

　　拜讀蔡醫師大作之後感覺十分開心和欣慰，如此努力和用心在上述醫學之間作最好的整合，而且應用在臨床造福無數患者，不只解決了病痛的折磨，更進一步達成根治的目標，在我心目中蔡醫師已堪稱是最佳典範。

　　我認為本書最令人激賞的特色如下：
　　1. 深入淺出：同時適合一般民眾和專業人士閱讀。
　　2. 言之有物：不論是理論基礎或是臨床實證。
　　3. 全人觀點：診斷、治療和長期保健巨細靡遺。
　　4. 即讀即用：教學清楚，了解之後容易上手執行。

　　總之，如同蔡醫師前兩本著作，這又是又一本非常值得推薦的好書。

開創骨科
治療照護新境界

文／**楊榮森**
臺大醫學院骨科教授

　　前些日子，我接到原水出版社編輯的來信，邀請我為蔡凱宙醫師的新書《骨力自癒逆轉密碼》寫序；讓我想起凱宙醫師，他是一位很難得的骨科醫師，新書中提到他治療骨科患者的成功經驗和優異成就，目前已建立更適合的舞臺，一展長才。

　　知名媒體上常常可見到凱宙醫師的身影，提供患者和讀者許多新知，包括文章、影片、演講等，看得出來他是一位「苟日新，日日新，又日新」的現代青年，在醫學科技日新月異的現代，不但結合豐富知識和技術，更與時俱進，加上許多創見，脫穎而出，提升健康照護的新境界，令人激賞。

　　在《骨力自癒逆轉密碼》一書中，凱宙醫師的文章分節明確，說理清晰，很有可讀性，內容淺顯易懂，針對骨

科最難治的筋膜疾病，提出更貼切可行的治療方案，尤其包括飲食及藥物的檢討與建議，幫助解開筋膜的難題；尤其第二章——三減（減糖、減麩、減藥）、第三章——三增（增肌、增睡、增腸胃力）、和第四章——三修（修呼吸、修皮膚、修口舌），且還創設 520 呷百二筋膜操和筋膜棍 8 式，都是很重要且基本的要點，讀者和民眾可從輕鬆閱讀和執行中，從 360 度全方位落實保健和養生，無形中提升自身的骨骼及筋膜健康，正面挑戰骨科筋膜相關疾病。

本書文詞通順，容易閱讀，內容提供許多實例，加深閱讀印象，實在是一本十分值得閱讀和實踐的佳作。

最後，正如書中聲明提到的，這是凱宙醫師的臨床實證經驗分享，但各病友的病情未必相同，且體質有其差異，許多疾病仍應配合必要的藥物或手術治療，適當的諮詢有其必要，切勿自誤。

凱宙醫師日臨床業務繁忙，仍投身筆耕，發表新作，值得欣慰和讚賞，故樂為之序。

骨力自癒逆轉密碼
重啟你的自癒力

文／**趙善燦**

前金門花崗石醫院第二任院長 陸軍第 829 醫院院長
國軍第 817 醫院院長 陸軍衛勤學校少將校長
臺北榮總新竹分院院長 臺中榮總埔里分院院長

我有幸在耄耋之年，結識了骨科名醫蔡凱宙醫師。

我一生行醫，自民國 46 年元月軍醫任官至民國 88 年 7 月退休，此期間在前線的金門碉堡裡，或在後方的教學醫院裡，無時無刻都在努力為傷病患的健康奉獻著。直至退休後，年屆花甲，但仍不忘將自己的老年生活過得多彩多姿。於是我走入了藝術界，以書畫自娛，為宏揚中華文化而藝遊世界。當然更重視自己的健康，每天都有晨跑活動。在自己的社區裡，就有兩個健身房，我和內人每天都去運動，以維持體能之正常。

直到 2019 年終，新冠肺炎瘟疫爆發，健身房關閉，我也不再出門運動了。2020 年下半年，發現自己的體能越來越差，四肢有不用性萎縮，全身結實的肌肉不見了，

體重減輕，致行走都有困難。此種病態被好友文城教育學院董事長宋哲三先生夫婦發現，他倆便力促我趕快去找骨科自然療法的蔡凱宙醫師，因為宋董事長的岳母得了同樣的病，長期臥病在床，無法下床行走，便找了蔡醫師，經蔡醫師用自然療法治療後，現在已完全康復了。於是他倆主動為我掛號，2020 年 9 月 10 日親自陪我赴蔡醫師的診所就診，自此我結識了蔡凱宙醫師。

蔡凱宙先生是一位學養極佳的骨科醫師，行醫 20 多年，受惠的患者無數，以跌倒受傷的病人及四肢痠痛以致影響生活的病人最多。在骨科的領域裡，蔡醫師不斷的研究發展，並參考各國優良的運動健身養生方法，結合我國中醫傳統的經絡理論，自創了一套易學能做的健身運動方法，並要求：「骨要正，筋要軟，肉要力，氣要長」的自然骨科四大要點，教導患者從每日的坐、臥、立、行中鍛鍊自己並強化肢體的肌肉和骨骼，以達到肢體自然復健的目的。

在我的另一次回診中，蔡醫師告訴我說，他將寫好另一本書。我很榮幸，今天我已看到這本書的初稿了，有先讀為快之感。原來在這本新的書稿中，他在研發骨科與筋膜的治療基礎上，加上食物的新陳代謝，對疾病的影響，並宏揚動物身體與生俱來的自療自癒能力。

西醫之父希波克拉底曾說過，「疾病的療癒，是透過

自身的自癒力，醫師只是從旁協助而已。」所謂自癒力，在動物界常見：小動物受傷後，不吃不喝，在窩裡休息，過一段時間就自然康復了。我們曾見過爬蟲類壁虎，遇到危險時，牠會斷尾求生，靠的是牠的自癒能力。我們人體也有這種自癒力，如肝臟被切除部分，仍可再生復原。

蔡凱宙醫師就是在研究人類與生俱來的自癒能力。他要找出骨科代謝修護密碼，研究人體對食物的過敏作用，以消除對人體自癒力的不良因素。假以時日，蔡凱宙醫師必能獲得他的研究成果，以創新的醫學理念，造福人類。

懂得及早擁抱健康

文／**賴詔彥**
退休校長

　　從巴斯德時代以來，傳統的醫學哲學是向「疾病科學」傾斜的——訴求治療主要症狀以緩解患者疼痛、不舒服感，而較忽視「健康科學」——研究如何擁有健康、活力以遠離疾病；蔡凱宙醫師這本書即是在提供後者的新健康觀念。

　　本書作者蔡凱宙醫師與我師生結緣數十年，他是一個不喜歡開藥、主張開刀條件說的骨科醫師，除樂於把生財的看診時段調整為免費的「健康科學講座」，指導患者透過自然、健康的方法增強身體自癒力以遠離疾病外，更不吝透過媒體廣為介紹新的保健知識、錄製淺顯易懂的保健示範影片分享社會大眾；凱宙醫師依循這套「自然骨科治療方法」所開立的「處方箋」無法申請健保給付，但他本著幫助患者的初衷未曾改變。

　　人體構造的複雜程度不亞於現代人不可或缺的代步、

運輸工具汽車，而大家也都懂得要定時更換機油、加正確的汽／柴油，才能確保汽車不會變成「氣」車，但很多人卻無視於不當的作息、不宜的食物、不妥的習慣對身體的危害；凱宙醫師年輕時曾兩度面對自己的重大健康危機，讓他引為鑑戒而決心改變以找回健康，且對健康有翻轉的詮釋，俟後「幫助人們打造健康內造體質的自然骨科治療方法」成為他奉守的行醫態度，多年來現身說法提倡「回歸中軸線擺脫痠痛」、「腳趾頭我愛你」、「慢老三招」、「玩拋接增加靈活度」等觀念及運動，受惠者佳評不斷，堪稱為「健康醫師」。

本書中，凱宙醫師闡述樸實無華但卻影響深遠的飲食、運動、保健觀念，這些都是促進、恢復健康的法寶，值得大家善用，謹於新書付梓之際贅述幾句為序為賀。

（序者為八十歲還持續藉運動來壓縮不健康餘命的老校長，是凱宙醫師就讀正心中學時的老師，喜好運動、飲食有度而身體健康硬朗）

| 專文推薦 10 |

讓你的健康活起來

文／**龍霖**
中華民國家庭牙醫學會專科醫師
國際口腔醫學毒物學會（IAOMT）資深會員

讀蔡醫師的這本書感覺人如其書。

一貫風格

親切的口語式臺灣文化，簡單有效的中國功夫，幽默傳神的比喻，敬虔愛神的聖經教導。

一本初衷

無論是骨科醫師還是自然醫學的執行者，他都是以患者為中心，把民眾的利益最大化，所以本書中他依然繼續教導許多實用免費的健康小步數。

至於這本書對讀者大眾有什麼幫助？

一目了然

論述簡短清楚，編排條理分明，完全無閱讀醫學知識的艱澀感。

一拍即合

對於稍有自然醫學概念或希望不以藥物維生的人，會有一見如故的興奮感。

一板一眼

敘事雖然簡短卻完整，沒有語焉不詳的遺漏，對於追求實用價值的民眾而言會有幸福感。

所以，如果您有機會讀本書，
會讓一潭死水的健康活絡起來，
會讓一籌莫展的健康學習出現生機，
而且可以讓我們在一毛不拔的情況下一本萬利！
祝福大家在最短的時間內得到最多的收穫！

進行有意識、
有計劃、有智慧的修練

文／**羅明哲**
博司科技有限公司董事長
VERS 足部健康學苑創辦人

　　很榮幸以雙重身分：讀者與被蔡醫師服務過的個案，來分享研讀此書的心得與經驗分享。

自然骨科與養生之道

　　深入研讀蔡醫師這本從「自然骨科」，進化到敬天愛物、己達達人的「養生修練過程」，很興奮的發現，自己近年在研習「腦與身心放鬆、呼吸、接地氣、抗重力訓練」等主題的困惑，在這本書中都有了深入淺出的解答。「50歲之前的人生，是加法的能力表現，50歲之後的人生，是減法的智慧表現」，這段對於「養生之道」的見解，值得對即將進入「超高齡社會」的我們深思。

十全筋膜密碼克服痠腫痛

　　筋膜理論對於非醫療背景的人，很容易和肌肉的概念

混淆在一起。筋膜系統串連分布全身，和腦部、四肢感覺與運動，產生快速產生疼痛警報功能。筋膜沾黏、堵塞和身體痠、腫、痛具關聯性，除了由單一肌肉的運動做處置，也可以進一步運用書中的「520 筋膜操」，鬆開筋膜的沾黏，克服「痠、腫、痛」的困擾，對自己身體的 60 兆細胞說一聲「我愛你」。

三減法促進健康

傳統中醫認為「醫食同源」，大部分的人習於用「吃補」的加法概念養生。書中建議病人要用減糖、減麩、減藥的「三減」，改變錯誤生活習慣；因為甜食會傷害血管、骨骼與導致關節腫痛，小麥麩質是容易引起過敏的原因；因應臺灣人飲食習慣，書中特別提出「吃飯不吃麵的臺式無麩質吃法」。

我感謝蔡醫師，曾在我個人健康出問題時到府關懷，並分析生病的原因和飲食習慣的關聯性給我聽。依照他的指示開始做「停食物」的處置：停止把含糖水果當飯吃的習慣，停止最愛吃的麵食（麩質）。很訝異的不到兩個月，我的體重由 64.5 降到 60 公斤；經過一年由「停食物」轉變為「減食物」的過程，體重仍一直神奇的維持不變。

接地氣安神助眠

現代人因長期與地球絕緣，讓身體的正電荷被累積，加上書中所提「人體粒線體作為細胞發電廠功能」，「電」對於人體的健康有著諸多重要影響。除了藉由晒太陽與接地氣，用來改善長途飛行產生的時差困擾，也可藉由「接地氣──赤腳接觸草地」，導入大自然的負離子，產生幫助血液回流與安神助眠的功效。

抗重力訓練讓筋膜通暢

抗重力訓練是個很棒的運動方法，我按照蔡醫師的建議，在短短不到 15 分鐘的時間「抗重力訓練」有成，神奇的讓我的伸身長迅速增加了 3 公分，也讓身體胸悶的感覺快速獲得舒緩。此運動有益於因身體屈曲造成疼痛的患者，也可以身體骨架向上延伸、筋膜通暢，身體自然不痛。

鍛鍊身體要有意識、有計劃、有智慧的修練，本書中還有很多數不盡的健康寶藏，有待您親身來研讀與體驗，相信您的健康修行能如此書所言──「心想事成」。

用愛的密碼
喚醒身體的自癒力

2022 年新冠肺炎疫情步入第三年了。4 月份我們的 YouTube 頻道「阿宙來開講」也滿週年了。感謝主耶穌的恩典,繼《健康金三角養生法》、《骨科自癒地圖》之後,第三本書「骨力自癒逆轉密碼」也要出版了!在此為本書的書名做個簡介:

- **骨力**:骨科醫師處理骨架端正及肌肉力量。骨架正,則肌力省。彎腰駝背自然肩頸痠痛。為了根治痠痛,一定要端正骨架,加強肌力。

- **自癒**:人體是宇宙最奧祕的創造,號稱「小宇宙」。有著不朽的靈魂、百變的心思,及強大的身體自癒力。而這個天賜的力量,十分受到心靈的影響。「你在患難之日若膽怯, 你的力量就微小。」(聖經箴言 24:10)

- **逆轉：**本書提出三減、三增、三修的九個健康方法。三個過多的需要減少，三個過少的需要增加，三個天天習以為常的動作需要用心修煉精進。在此分享「333」九個方法背後的生理及心靈的根本原理，藉由這些方法增加自癒力，逆轉疾病的進展，重新拾回健康的身體。

- **密碼：**愛就是一切的密碼。本書提出「520 我愛你筋膜操」及「呷百二筋膜棍」都是日常生活隨處可做的健身操。時時傾聽自己身體的聲音，用心體會身體小宇宙的運轉。

　　健康之路，就是一條修行之路。全世界第一個接受到你的愛的人就是你自己。「因為全律法都包在『愛人如己』這一句話之內了。」（聖經加拉太書 5:14）

第一章

十全筋膜密碼

在這一本書中，要和大家分享我最近幾年來，臨床經驗上的「筋膜理論」給我的啟發。

我從醫學院畢業快 30 年了，記得當時念醫學院的時候，有大體解剖課程，那時學的是區域性解剖學，方式是將全班同學分組，有的組解剖手臂、有的解剖腹腔，期中期末考試時，老師會考我們，這條神經、那塊肌肉的名稱。這都是從大體局部的觀點在學習人體。

筋膜串連全身

後來在診間看診，患者當然是活體，不是一塊一塊被支解的局部，患者的疼痛要從整體來找問題與解答。我現在關注大腦的神經系統與全身的筋膜系統，大腦是我們生命的中樞，這個中樞控制我們的思想、感覺、反應和內分泌機制，好像一個情報指揮總部，而筋膜像是一張覆蓋全

身的網子，串聯我們身體各部分，大腦中樞控制肌肉運動的訊號透過筋膜傳導形成肌肉列車的張力，讓我們的舉手投足能夠節省能量，環環相扣，牽一髮而動全身。

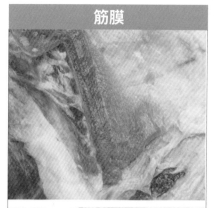

筋膜是一種結締組織，是身體中用來連接、填充、包覆不同組織、器官、內臟的東西。就像我們所吃的柚子，一瓣一瓣的柚子果肉被白色的膜包覆住，果肉與膜的關係就像肌肉與筋膜。如果用建築物比喻，我們身體是棟智慧型大樓，

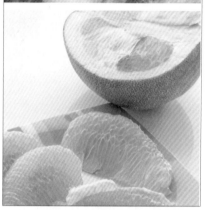

肉類中間的白色薄膜、水果果肉之間的白膜，就像是人體之中的筋膜，連結全身的肌肉。

大腦是大樓的總控中心，筋膜就像隔間的牆壁，血管、內分泌是身體的水管、下水道系統，神經是身體的電路系統，讓肌肉、神經、血管都沿著筋膜（隔間牆）分布延長，從上到下，連結彼此，傳送養分，也代謝廢物。

以前，我們把焦點放在單一肌肉運動上，現在我們重新審視筋膜扮演的關鍵角色，筋膜像「功能帶」、「動作鏈」，影響人體的動作。大腦是指揮總部，筋膜串聯起肌

肉、骨骼、肌腱、韌帶，新近的研究認為，很多力量是透過筋膜在傳遞，肌腱、韌帶、肌肉、骨膜像骨骼上交纏的橡皮筋，拉動其中一條橡皮筋，其他部分也會跟著動，相互影響。例如當我們診所的患者穿上量身訂作的矯正鞋墊後，因為鞋墊改變了地面的反作用力方向，患者的彎腰駝背就會獲得改善。

筋膜網絡不通，健康出問題

造物主創造人類，人體是精密的藝術品，每個人都獨一無二。達文西曾經繪製了一張人體比例圖，一個男性兩手張開，身體延伸成為一個完美的圓形。人站立時，身體就像一個十字架，往上延伸是人和宇宙的和諧，象徵天人合一。雙手張開往兩側延伸，是我們與周圍的關係，象徵人與人的平衡。十字架的一豎是天與人的相連，一橫是人與人的相連，橫豎之間如同衣服的經緯交錯，人體的結構就是筋膜組織的平衡與連結，人體要健康，骨架就要平衡，身體各系統要連結通暢。

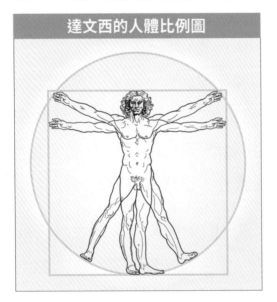

達文西的人體比例圖

不光人體是個十字架結構，身體裡面的筋膜也構成許多大大小小的十字架結構。上下左右的筋膜構成了相連的網絡，當網絡是通的，身體就會健康，網絡如果沾黏堵塞，營養進不去、廢物排不出，身體的循環與新陳代謝就會出現問題，就如同水管阻塞，我們就容易出現痠、腫、痛。

「痠、腫、痛」，聽起來很像臺語發音的「選總統」，每 4 年臺灣人選舉出心目中能代表臺灣 2,300 萬人的最佳總統，但是也不要忘記你是自己身體 60 兆細胞的最佳萬年總統。「5、2、0」聽起來很像「我愛你」，5 月 20 日也是臺灣的總統就職日，我因此創造了一套「520 筋膜操」，我們可以每天用 520 筋膜操對自己的細胞說「我愛你」，預防筋膜沾黏阻塞造成的痠麻、腫脹和疼痛；用行動實踐「筋膜我愛你，超越痠腫痛」。

筋膜三大功能

筋膜就像覆蓋在我們人體結構上的天羅地網，有三大功能。

一是**維持姿勢**，如果我們長期維持相同姿勢，就會造成肌肉僵硬，筋膜沾黏，進而導致循環受阻。像長期滑手機的低頭族，很容易出現肩頸僵硬、烏龜頸、駝背的情形。所以，當我們維持一個姿勢一段時間後，要記得起

身活動,變換姿勢。維持筋膜柔軟度是身體健康的重要指標,柔軟度好表示身上的筋膜有彈性,維持姿勢很省力,反之,如果身體僵硬,就會特別費力且容易痠痛。

二是**感應系統**,筋膜像是我們骨架上的一層衣服,是肌肉的保鮮膜,也是警報器,透過筋膜上的神經,直接反射動作。當我們的筋膜愈靈活、愈敏捷,就可以防止跌倒。遇到腳下一滑,能夠快速穩住重心的反應時間不到一秒,筋膜系統的瞬間反應,可能就會決定我們的人生是黑白的還是彩色的。

三是**循環系統**,筋膜上面有血管、神經、淋巴,只要循環不良,產生阻塞壓到神經就會腫、痛,正是所謂的「不通則痛」。腫脹疼痛都不是疾病,而是身體的警報系統響了,傳遞給大腦,提醒我們要採取行動變換姿勢,一旦循環變好,疼痛就消失了,正是「通則不痛」。最簡單的例子,像我們小時候在學校趴在書桌上午睡,大腿因為壓迫而麻痛,醒來之後開始活動手腳,當循環通暢之後,腫痛就消失了。

訓練筋膜彈力，防沾黏

　　長期不正確的姿勢會引起筋膜沾黏，進而產生疼痛，疼痛是一個警報，提醒我們隨時注意並保持正確姿勢，疏通筋膜。

　　當身體出現疾病，若非不得已，我個人不建議手術，手術造成的傷口及深度肌肉傷害，會讓筋膜沾黏。若非得手術，患者在手術前一定要減重、降低內臟脂肪，以減少筋膜阻塞。手術傷口拆線後一定要常常按摩傷口，把筋膜沾黏揉開撥開，避免循環阻塞。在自然骨科的患者若要進行背部手術，術前一定要進行核心肌肉訓練，因為人體肌肉前後相連，當腹部脂肪減少，不會阻礙腹肌的收縮，核心肌群才能鍛鍊並有力量。有些患者在確實實行二個月之後，

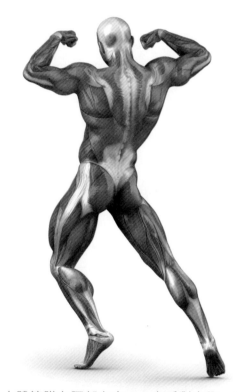

人體筋膜在腰部有交叉，左手對右腳，右手對左腳。

背痛改善了，因而不用動手術，免除手術侵入的風險。

筋膜本身有如橡皮筋，具有彈力，筋膜的彈力是需要訓練的，當身體是柔軟的，筋膜就有力量自動彈回來。筋膜也有旋轉的力量，地心引力會把人體往下拉，若能利用筋膜的力量迴轉、向上，就能夠抵抗下拉的力量。人體筋膜在腰部有交叉，左手對右腳，右手對左腳，我們平日就該訓練筋膜的反彈力。

我經常在各種場合鼓勵民眾運動筋膜，讓筋膜鬆開，避免沾黏，使身體循環良好，讓肌肉、神經、血管、淋巴可得到養分，廢物可代謝，阻塞疼痛的問題自然可以有效改善。而且做筋膜操的同時，頭腦的意念專注，可以讓我們更有效訓練腦部與全身筋膜系統的本體感覺，讓動作更協調，反應更快速。

520 筋膜操，習慣成自然

520 三個數字，代表著「我愛你」。520 筋膜操總共有三個簡單的動作，每天做，每天愛護自己的身體。

- **動作一：上下伸展「5」**
- **動作二：左右拉開「2」**
- **動作三：前後移動「0」**

520 筋膜操的詳細分解動作與運動成效，請參考本書第五章。

身體自癒力的原理就是愛，聖經說：「*愛心就是聯絡全德的。*」（歌羅西書 3:12）

曾經有患者跟我說：「蔡醫師，我習慣疼痛多年了。」

我聽了心中很不捨，其實他們不知道疼痛是因為筋膜阻塞，身體向你發出求救訊號，一旦找到了疼痛的原因並解決，就可以免去非必要的用藥及手術之苦。

身體一旦出現疼痛，絕對不能輕忽，不管是牙痛、頭痛、胃痛……，我們一定得處理，不然會影響生活品質。同樣的道理，如果筋膜出現痠腫痛，也沒理由放任不管，透過 520 筋膜操，只要三分鐘，你就運動到了全身及臉部表情的所有筋膜系統。這個簡單的功法結合了我多年來對於太極拳、八段錦、易筋經等養生功法及骨科復健及自律神經的臨床經驗，發展成為一個簡單有效的功法，每個人都可以快速入門。

親愛的朋友們，請你每天用 520 筋膜操，對自己身體的 60 兆細胞說一聲：「我愛你」！

第二章

三減：減糖、
減小麥、減藥

減少肝臟負擔 保護肝臟的自癒力

過與不及都不好，食物滋養身體，但一旦超過身體的代謝能力，食物也可以是病因。例如，水與氧氣是人類生存之必需，但過量的水會造成水中毒，長時間高濃度的氧氣也是有毒的。身體代謝系統中最重要的器官是肝臟，若想降低肝臟的負擔，就要減少吃進只有肝細胞能夠代謝的酒精、果糖、麩質和藥物，唯有如此，肝臟才能發揮強大的功能，讓筋骨及全身組織的損傷得以修復。

「忌口」，是臨床上治療多種慢性病最快看到成效的做法。其中影響人體健康最關鍵、卻不易被察覺的即是「糖」及「麩質」。我從臨床上治療筋骨痠痛患者的經驗中驗證，只要減少這兩者，就能讓許多關節炎、糖尿病等患者恢復自癒力，並在醫生的指導下，達成減藥、甚至停藥的目標。

讀者朋友們比較我在 2014 年出版第一本書《健康金三角養生法》時的照片和現在的樣子，會明顯發現我變瘦了。我的體重減少 5 公斤，腰圍減少 10 公分，另外，大家從我外觀看不到的是，我的脂肪肝不見了。這對於一個年過 50 歲的中年大叔來說，除了感謝主耶穌的恩典，我也樂於分享我的「享瘦」經驗。我沒有採取侵入性、藥物或激烈的減肥方式，除了力行我自己推廣給讀者的增加肌力、活動筋膜的運動外，最重要的就是忌口，不吃糖和小麥製品。

第一減： 減糖

臺灣是生產蔗糖的寶島，曾經糖業興盛，中南部有許多糖廠，臺灣生產的蔗糖出口到國外。我有朋友住臺南府城，臺南的食物口味偏甜，我曾經問過他，「為什麼你們要吃那麼甜？」

臺南的朋友哈哈大笑，「你不知道嗎？這就是炫富。」沒錯，開門七件事，柴米油鹽醬醋茶，其中並沒有糖，可見自古以來，糖並不是生活必需品，而是奢侈品，從前只有富有人家才吃得起糖，平常人家只有在節慶才有甜食可吃。招待客人時為了表示誠意，當然得在食物中加些糖。

現在，這個現象已經被大大改變了。臺灣的糖廠已

經沒落，原有的糖廠也只剩下賣冰品的販賣部，臺灣的糖業被美國的高果糖玉米糖漿（High-Fructose Corn Syrup，簡稱 HFCS）製造業打敗。玉米糖漿是由玉米澱粉經由酵素水解、轉化後所製成不同果糖濃度的糖漿，溶解度好、甜度穩定，1970 年代以後普遍被應用在食品工業中。現在滿街的手搖飲、冰品、烘焙食品，多是高果糖玉米糖漿稱霸的天下。

喝酒傷肝，吃糖也傷肝

肝臟是我們體內最大的代謝和解毒器官，所有成分的解毒、轉化工作都由肝臟執行。大家普遍知道喝酒傷肝，因為喝酒時，肝臟要分解酒精，就無法執行其他成分的分解與轉化，身體的解毒功能因而降低。

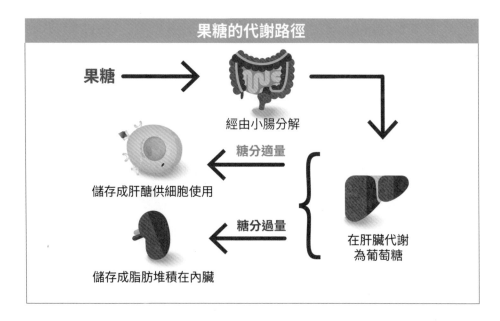

果糖的代謝路徑

果糖 ⟶ 經由小腸分解

糖分適量 ⟶ 儲存成肝醣供細胞使用

在肝臟代謝為葡萄糖

糖分過量 ⟶ 儲存成脂肪堆積在內臟

其實不光喝酒傷肝，吃糖也會傷肝。代謝不掉的糖分轉為脂肪，存於內臟，脂肪肝就是一例。肝臟被厚厚的脂肪包住，循環被堵塞了，代謝效率差，就有肝硬化的風險。因為果糖有肌肉毒性，而 Dr. Robert Lustig 說肝細胞是身體唯一能夠代謝果糖的地方。

以前有首廣告歌唱道：「〇〇果糖是好糖」，令人記憶深刻，就是從那個時候開始，果糖給人高檔的印象。實際上，這句廣告詞和現實並不吻合，果糖的代謝路徑在肝臟中轉換成三酸甘油脂，進而在肝臟中堆積成脂肪。另外，純果糖也容易在肝臟代謝的過程中，產生普林，最後會代謝成尿酸，增加罹患痛風的風險。攝取過多果糖，會對肝臟造成負擔，提高罹患高血脂症、肥胖、高尿酸，和高血壓等疾病的風險。

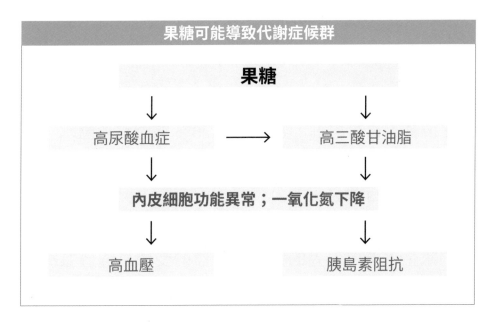

果糖可能導致代謝症候群

果糖

高尿酸血症　⟶　高三酸甘油脂

內皮細胞功能異常；一氧化氮下降

高血壓　　　胰島素阻抗

現代人愈吃愈甜

和 30 年前相比,我們對甜度的要求比以前高很多。舉水果為例,小時候,媽媽教我挑鳳梨的訣竅,要用手指彈一彈鳳梨聽聲音。聲音清脆的如同敲桌子的聲音,水分少比較不甜,聲音悶重的如同彈肉的聲音,水分多比較甜。現在,經過農業技術改良,產品規格化,剔除不良品,已經很難買到不甜的鳳梨了。同時,日常生活中吃甜食的機會增加,味蕾需要更高的甜味刺激,使得現代人愈吃愈甜。

在化學溶解度上,糖和鹽有很不同的分子特性。同樣一杯水,糖是碳水化合物,分子的結構鏈有親水的氫鍵,可以無限度地溶於水,不會達到飽和度,從糖水變成糖漿、再變成糖膏。大腦對糖的受體是透過多巴胺(dopamine)的正回饋,導致對糖上癮,愈吃愈甜、愈吃愈想吃。

另一方面,鹽結晶同樣可以快速溶於水,但達到飽和度之後就不會再溶解,到達最高 26% 的飽和食鹽水(簡稱鹽滷水),再多就會出現沉澱物。鹽是人體重要的電解質,也是百味之王,人體可以沒有糖,但是不能沒有鹽。人體如果缺鹽就會啟動口渴和飢餓中樞,產生想要進食的求生本能。但人的大腦對於鹽的受體是透過血清素(serotonin)的負回饋傳導,所以就算一個人吃得再鹹,

達到一定程度，腦部就會產生血清素（serotonin）抑制作用，產生飽足感令人停止進食。

所以適量用鹽，不但可以增添食物的風味，也會增加飽足感，不容易吃太多。臨床上患者嚴格執行斷糖之後，因為胰島素分泌少，身體會大量排出水分，也同時會排出電解質，如果沒有補充足夠的鹽分，患者會有抽筋頭暈的不良反應。但如果沒有斷糖，就吃鹽，會使得水腫更嚴重。

甜食傷害骨骼與血管

過多的糖會對我們的骨骼與血管產生傷害。甜食攝取過多，在代謝過程中會產生較多酸性物質，為了維持人體酸鹼平衡，骨骼內的鹼性物質如鈣離子、鎂離子等，就要釋出參與中和作用。大量的鈣鎂離子被酸中和，結果使骨骼脫鈣，而出現骨質疏鬆症。

在臨床上施行人工關節手術時，看到患者原本健康白色的軟骨被破壞，呈現出黃褐色的退化軟骨，很像焦糖滷雞翅的黃褐色，這就是糖分子和身體的蛋白質長時間在攝氏 37 度體溫結合成糖化蛋白，所產生的老化反應。糖分子會加速人體的老化，糖會傷害人體的血管內皮細胞，造成血管發炎，這也是為什麼糖尿病患者罹患關節炎及心臟病的比例高。

美國抗老化專家、皮膚科醫師派翠西亞‧法瑞絲（Patricia Farris），在暢銷書《驚！少吃糖讓你從內到外變年輕！》（*The Sugar Detox*）中提到，血液和組織中的糖太多時，就會在糖化過程中附著在蛋白質及脂質上，這些複合物稱為糖化終產物（Advanced Glycation End-product，縮寫為 AGEs）。AGEs 會偽裝成蛋白質，改變血管滲透壓，破壞血管的內皮細胞，增加血管壁的壓力，引起發炎反應及血管傷害。

吃甜阻斷白血球的功能

2020 年初，新冠肺炎在全球肆虐，我注意到，臺灣確診死亡案例中，都有糖尿病、高血壓慢性病的病史。因為血糖控制不佳，整體的白血球抵抗力不足，容易感染新冠肺炎。

長期有血糖、血壓問題的慢性病患者，因為糖的攝取過多，糖的代謝異常造成肝臟的傷害，然而他們並未去檢討食物中糖的問題，而是直接以藥物來應付，長期下來從原本的食物中毒，演變成接下來的藥物中毒，因此當新冠病毒一來，就成為壓倒駱駝的最後一根稻草。若此時不明就裡地盲目施打疫苗，疫苗的毒性就可能造成這些患者的死亡。

攝取過多的糖分，會阻斷維他命 C 的吸收，造成白血球無法對抗病毒及細菌。白血球需要足夠的維他命 C 來對抗病毒的感染，白血球就像身體的警察，而維他命 C 就如同警察的子彈。但是糖尿病患者血中的糖分過高，阻擋了維他命 C 的吸收，導致白血球沒有足夠的能力去對抗病毒。

此外，人體無法合成維他命 C，需要從飲食中補充。由於維他命 C 和糖的分子性狀相似，都是透過血液進入細胞，所以如果血糖過高，會造成白血球無法吸收維他命 C，抵抗力下降。所以許多罹患新冠病毒過世的患者，都有糖尿病、高血壓、心臟病等問題，因為糖尿病引起相關代謝性疾病，也可以說，糖是加速新冠病毒蔓延全球的重要因子之一。

從這個現象讓我們學習到，平日慎選入口的食物，從飲食中減糖，攝取足量的維他命 C 增強免疫力，是從根本保護自己的簡單方法。即使大環境中染病的因子極多，但只要本身抵抗力強，加上相關防護配套措施，就可以有效避免染病風險。想要防範疾病，提升免疫力，除了關心新冠病毒的疫苗效果，更重要的是減少糖分攝食。

避免被ㄊㄤˊ咬，不吃糖，包括水果

臨床上當患者關節疼痛厲害時，我給的方法是至少兩週到兩個月不要吃糖。只要患者願意身體力行，關節炎和筋膜疼痛的狀況都能有大幅度的改善。

不吃糖，包括不吃水果。因為臺灣水果的糖分都很高，即便是芭樂或番茄也一樣。我唯一同意讓患者吃的水果是酪梨，因為它的含

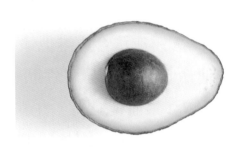

酪梨是唯一值得推薦的水果。

糖量很低，大部分都是有益健康的脂肪酸。不過，如果把酪梨加糖、煉乳或布丁來食用，那就違反斷糖的原則了，比較推薦的吃法，是用少許鹽或無糖醬油來增加風味。

曾有患者因關節腫痛來找我，他很嚴格地執行我給他的斷糖建議後，關節疼痛就緩解了。後來碰到過年，朋友來走春拜年，大家高興喝茶聊天，他吃了牛軋糖，愈吃愈順口一不小心吃多了，關節疼痛馬上復發。年假一過，他趕快來看我的門診，了解狀況後，我跟他用閩南語說，「你這個是被『ㄊㄤˊ』咬到。」（閩南語的「蟲」音同華語的「糖」）

甜食會引起血管發炎和關節疼痛，在許多患者身上如實驗證。我從臨床上經驗觀察，連續兩週嚴格斷糖，可以讓肌肉痠痛、關節炎的症狀明顯改善。停止攝取糖分，病症就改善，恢復吃糖的飲食，病症就復發。

因為吃糖之後，胰島素分泌過多，將糖堆積到脂肪細胞裡，累積過多之後，脂肪細胞死亡，成為身體的發炎物質。身體因為發炎的壓力，釋放更多的壓力荷爾蒙，壓力荷爾蒙其實就是身體合成的類固醇。長期吃糖的患者，臨床表現就如同長期使用類固醇的患者，會引起腹部脂肪大量堆積，四肢肌肉萎縮，關節炎、皮膚變薄、月亮臉、水牛肩、下肢水腫、全身痠痛的症狀。因此關節炎、肌肉痠痛不單單只是骨骼結構的疾病，從整體來看，也是血糖引發的內分泌系統失調。

自然骨科治療患者的方式是採取整體觀，除了骨架及筋膜結構調整，同時建議患者配合斷糖飲食，阻斷糖對內分泌的干擾。如此雙管齊下，醫病同心，不但短期治療效果加倍，透過飲食習慣的改變，長期下來更可以有效治本，避免疾病復發。

代糖，不建議使用

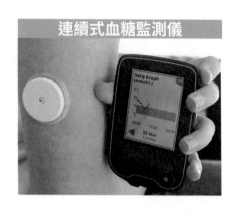

連續式血糖監測儀

患者問我，既然斷糖，可以用代糖嗎？可以喝健怡可樂嗎？

我主張日常生活中盡量減糖、斷糖，有意識不吃甜食，保持血糖平穩，不要讓血糖快速上升下降如同坐雲霄飛車，可以從連續式血糖監測儀（Continuous Glucose Monitoring，簡稱 CGM）圖示中看出。尤其，現代人生活壓力大，經常透過吃甜食舒壓，創造幸福感，從辦公室團購網路知名甜食的熱度，不難看出這已經成為風氣。

患者要斷糖，一開始會覺得很困難，但是實施一段時間後，漸漸習慣不吃甜食，一旦吃了很甜或含高果糖的食物，反而會因為血糖飆高、血糖值不穩定而感到不舒服。如果你觀察身體的變化，會發現斷糖並沒有想像中那麼困難，一旦身體適應斷糖飲食，血糖值平穩，身體狀況和心情反而都會相對平穩。

如果需要使用代糖，可以**選擇天然成分的代糖，如木梨醇、木糖醇、甘露醇等**，至於人工合成的代糖，如阿斯巴甜、糖精、醋磺內酯鉀……，其實是化學合成品，雖然

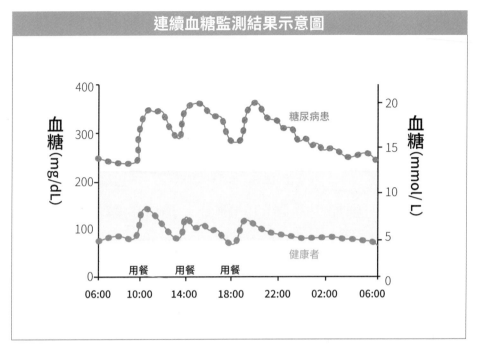

連續血糖監測結果示意圖

糖尿病患

健康者

血糖(mg/dL)
血糖(mmol/L)

用餐　用餐　用餐

號稱沒有熱量，但是一樣會使胰島素分泌上升，造成內分泌失調，所以不建議使用。

現代人的生活處處藏有糖的陷阱，即使我們不吃甜食，但很多食品、保健品都有添加糖，讓我們在不知不覺中把糖

食品標示		
營養標示		
每一份量	公克(或毫升)	
本包裝含	份	
	每份	每100公克 (每100毫升)
熱量	大卡	大卡
蛋白質	公克	公克
脂肪	公克	公克
飽和脂肪	公克	公克
反式脂肪	公克	公克
碳水化合物	公克	公克
糖	公克	公克
鈉	毫克	毫克
宣稱之營養素含量		
其他營養素含量		

吃下肚。凡是加工的食品添加糖，會使得口感更好，提高消費者接受度。購買包裝食品，可以注意包裝上的標示，主要看內容物製造的原料是否使用糖；其次是營養標示，標示內容包含熱量、蛋白質、脂肪、碳水化合物、鈉，大

多時候，添加糖會標示重量，有的時候，糖會被歸在碳水化合物這一項，看標示時要注意。

有的國家已經開始注意糖害，從國家政策規範生產者，以保護消費者。英國已經有醫師推動，食品依照糖的添加比例來抽取糖稅的法案，就如同買菸要抽健康捐一樣。

要減少吃到加工品隱藏的糖分，最好的辦法是多吃原型食物。原型食物指的就是看得出它原來是長什麼樣子的食物，不需要被標示「成分」，比如雞肉是原型食物，速食店的雞塊是加工食物；魚是原型食物，魚丸是加工食物。

而且食物加工品精製的過程，會先將纖維去掉，才能方便保存，例如柳橙不易保存，但是去掉纖維，變成柳橙汁，再添加大量的糖及化學乳化劑，就成為不會沉澱的柳橙飲料。果汁不必咀嚼，沒有纖維，不容易有飽足感，加糖之後，讓消費者越喝越多，客戶回購率高，自然也讓廠商獲利。

在美國，以前脂肪肝的成因主要是因為喝酒，目前則來自含糖飲料，糖害的嚴重不低於酒精。現在酒精飲料會依照酒精度數標示酒精濃度，分成淡酒與濃酒，對於肝功能的傷害程度不同。我則主張應立法規定食品包裝對於糖的明確標示，例如以方糖為單位，標示出一瓶飲料的糖分等於幾顆方糖，讓消費者一目瞭然，確實提醒消費者做有益健康的選擇。

第二減： 減小麥（麩質）製品

另一個要忌口的食物是精緻澱粉，尤其是小麥製品。小麥的總產量是世界第三的糧食作物，直接吃口感不佳，多磨粉製成麵包及各類麵食，成為許多地區民眾的主食來源，以小麥為主食的文化由來已久，為何它會變成危害健康的主要食品呢？

以前麥田被形容是「金色麥浪」，如今已經看不到了。美國生物學家諾曼‧布勞格（Norman Ernes Borlaug）在墨西哥進行農業科學研究，把亞洲的小麥和美洲的小麥品種結合，培育出矮稈的侏儒小麥，原本高達兩公尺、結小穗的高稈小麥，如今已經被麥穗堅挺、產量大、僅 45 公分高的矮稈小麥（侏儒小麥）所取代。他在糧食改革上的成就，讓千萬人解決了飢餓的問題，他因此於 1970 年獲得諾貝爾和平獎，被稱為「綠色革命之父」。如今全球大多數地區，九成九都是侏儒小麥的天下。

小麥麩質容易引起過敏

小麥產量提高，解決了糧食問題，然而科學家卻發現，小麥麩質對人體造成很大的後遺症。

雜交後的小麥品種和其母株的蛋白質成分相比，小麥麩質蛋白的結構改變了，品種改良後的小麥麩質容易引起

過敏，破壞小腸絨毛細胞，甚至引發腸漏症，導致免疫系統疾病。

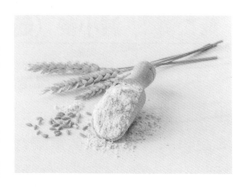

小麥麩質（Gluten）就是我們俗稱的「麵筋」，麩質讓小麥食品變得 Q 彈，但是這種小麥蛋白黏性強，無法完全被人體腸胃分解，殘留的氨基酸會破壞或傷害小腸絨毛細胞，造成腸漏症，可能導致人體產生「免疫反應」，嚴重者會形成抗體攻擊自身器官，這樣的疾病被稱作麩質不耐症（Gluten intolerance）。目前研究指出，除了腸胃道疾病之外，神經系統的退化、免疫疾病的失調、骨質疏鬆、關節炎、肌少症都是腸道對麩質不耐症的臨床表現。在國外，已經有無麩質飲食的主張，當飲食中去除小麥麩質，減少發炎風險，身體的自癒力上升，疾病的風險也會下降。

小麥食品是高升糖食物

體內血糖應維持平衡值，當我們吃了食物，胰島素就會啟動，調節血糖值。尤其當我們吃能快速提升血糖的食物，比如糖、澱粉，胰臟就得不斷加班分泌胰島素，把碳水化合物分解為葡萄糖，多餘的葡萄糖會轉化為肝糖儲存在肝臟，變成內臟脂肪。如果血液中葡萄糖太多，會隨著尿液排出，就是糖尿病。

小麥的短鏈支鏈澱粉轉化成葡萄糖的速度超級快，白麵包的升糖指數（GI值）為100，意味著吃下肚的白麵包在兩小時之內百分之百變成葡萄糖進入血液，就如同兩個小時的豪大雨會造成淹水一樣。此時會造成胰島素大量分泌，讓血液中的糖分（葡萄糖）進入肝細胞及脂肪細胞，最後造成脂肪肝及腹部脂肪堆積，變成身體的負擔，而形成所謂的小麥肚（wheat belly）。

堆積在內臟脂肪的細胞是白色脂肪，它們是因為儲存過多醣類轉化而成的脂肪，而且沒有足夠的粒線體可以消耗氧氣、燃燒脂肪。這些白色脂肪日漸肥大，漸漸到達最高負荷量，之後就會造成阻塞，導致細胞死亡，代謝為發炎物質，產生腫脹疼痛。這也正是許多下肢疼痛的患者都有腹部腫大的症狀之原因，在我的自然骨科診所稱之為「腹腫痛症候群」。我會請患者每天晨起測試，還躺在床上時，彎曲雙腿，用嘴親吻膝蓋。如果是「腹腫痛症候群」，腹部腫脹，下肢疼痛，嘴巴是親不到自己的膝蓋的。當患者進步到可以親到自己的膝蓋時，需要手術治療的比例就大大減少了。

這就是所謂的「病從口入」，根本的解決方案之一就是不要吃小麥的加工食品，吃原型的天然食物。現實上，小麥食品隱含著食品業、藥商的相關利益，所以消費者看不到「少吃甜食可以少吃藥」的廣告。消費者如果不能體

認到這個現實，容易跟著消費廣告的催眠、跟著口感走，以為生病了就吃藥，不去思考疾病與飲食和生活的關係，最後都要面對「今天吃下肚，明天要還債」的現實。

現代人的代謝性疾病層出不窮和飲食習慣有關，罹患疾病雖然有藥物控制，但若不從根本解決，只靠吃藥，結果將形成老年人口依賴藥物的社會困境。[註1] 根據健保署2020 年 7 月發布的統計數據，18 歲以上的國人，有高血壓者占 25.8%、高血脂占 21.6%、高血糖占 10%，長期靠藥物控制慢性病不僅無法根治，且容易引發其他副作用。

拜餅乾，變負擔

我參加許多次臺北雲林同鄉會返鄉義診，在當地學校大禮堂看診與鄉親互動的過程中，發現關節疼痛和小麥製品的關係。

雲林鄉下人口外流，很多家庭只剩下老人家，老人家習慣初一十五、逢年過節要拜拜，以前拜三牲（雞、豬、魚，都是原型食物與動物性蛋白質），現在家裡人口變少，吃不了三牲，都改用餅乾來拜拜，尤其是裡面分成一小包一小包的大包裝餅乾看起來澎湃大方，最受歡迎。

（註1）國民健康署 慢性病盛行率統計
　　　　https://www.hpa.gov.tw/Pages/Detail.aspx?nodeid=641&pid=1231

　　拜拜完留下的餅乾，就是老人家的點心，餅乾的升糖指數高，老人家吃了以後，餅乾轉為內臟脂肪，讓老人肚子變得腫大，循環不良，接著關節就開始發炎疼痛。

　　小麥加工食品方便取得、好吃、隨時可吃，卻成為國民健康的一大隱憂。小麥升糖指數高，吃了麵包餅乾麵食，血糖飆升快，促進胰島素大量分泌，血糖又快速下降。食用以小麥為原料的麵食、甜食後，兩三個小時又餓了，人只好再度進食。如此循環，造成胰臟疲於奔命分泌胰島素，長期對身體造成負擔。

　　對現代人來說，吃甜食和小麥加工食品會產生愉悅感，此外，忙碌或獨居者，餅乾零食成了隨手可得、暫時解決飢餓的補給品。吃餅乾容易因為沒有飽足感而愈吃愈多，此外餅乾零食中含有太多食品添加物，這些成分對人體代謝造成負擔，連帶引起脂肪肝，肝臟無法代謝分解毒物，最後流到血液中循環，結果造成血糖高、血脂高。

　　無論是糖或小麥，碳水化合物進入人體，都是走「葡萄糖—胰島素—肝糖—三酸甘油脂—脂肪細胞」的消化吸收路徑，攝取過多，造成脂肪肝，內臟脂肪過多就形成代謝症候群。過多的胰島素造成脂肪細胞生病，無法讓脂肪細胞正常分泌瘦素。瘦素能讓人體產生飽足感，因而停止進食，瘦素一旦不分泌，就無法抑制人的食慾讓人停止進

食。吃愈多小麥與糖的加工食品，會覺得還是餓。這也就是為什麼在吃到飽的自助餐廳吃正餐之後，依然還有另一個胃可以吃下甜點蛋糕。

臨床上，過多的腹部脂肪會造成下肢活動度減少，因為小麥的麩質不但造成腸道的發炎，也會造成筋膜的沾黏。活動度下降，造成筋膜阻塞，下肢水腫，關節磨損積水，過重的體重又會造成關節進一步磨損。退化性關節炎也可歸類是一種糖化的代謝疾病。臨床上，許多糖尿患者都有嚴重的退化性關節炎，為了讓診所的關節炎患者得到長期的治療效果，在進行軟骨再生療程前後，一定要施行減少小麥麩質的飲食指導。

臺式無麩質吃法 吃飯不吃麵

臺灣早期在美援背景下，麵粉成本比米飯成本低，加上麵粉生產餅乾、麵包，容易攜帶與保存，原本以米飯為主食的臺灣人，飲食習慣逐漸傾向麵食。根據農委會農糧署統計 [註2]，民國 70 年，國民平均每年每人食用稻米 90 公斤，如今只有 45 公斤，30 年來，食用稻米量下降一半。飲食西化，小麥製品被大量食用，成為主食之一。

小麥有麩質的風險，西方社會雖有無麩質飲食的觀念，成本還是相對高，臺灣的無麩質食品也並不普遍。

(註2) https://www.agriharvest.tw/archives/11577

常有患者跟我抱怨說，「不能吃麵食、麵包、甜食、水果，那不是沒有東西可以吃了？」

我跟患者說，「放心，你還有很多東西可以吃。」最簡單的臺式無麩質飲食，就是吃飯不吃麵。可以吃飯、肉、蔬菜、堅果、油脂，肚子餓才吃，不餓不必硬把胃撐大。最重要的是，你知道哪些東西對你的身體好，哪些會傷害你的身體，了解後，有意識選擇適合的食物，避免長期傷害身體的不良生活習慣。

米飯、肉類（蛋白質）、蔬菜都可以吃，我主張先要去除含小麥麩質的精緻澱粉。稻米並沒有品種改良造成的風險，還是可以食用，攝取適量澱粉，有助腸道益生菌的完整，也有助於排便的順暢。

肚子餓的時候，需要一點東西充飢，可以吃堅果，或是加兩口優質的油（椰子油、橄欖油、亞麻仁油、苦茶油、南瓜子油），大腦很快會有飽足感。油是透過淋巴吸收，直接進入血管，到達腦部，不是走「葡萄糖－胰島素」的消化路線，油脂走的路徑完全不會刺激胰島素的分泌。油消化之後變成脂肪酸，經由乳糜管的淋巴循環，淋巴循環流入胸管，再由胸管流回心臟，然後送到全身。好的脂肪酸可以讓細胞吸收，做為能量來源及製造細胞膜，穩定神經細胞。吃好油容易帶來飽足感，而且不會刺激胰島素分泌，使

血糖穩定，飽足感可以持續很久，甚至超過 10 小時。在臨床上，飢餓時不攝取高升糖的食物，適量補充好油，增加飽足感與續航力，自然可以減少用餐頻率，降低胰臟分泌胰島素的負擔，改善代謝症候群。

另外，小麥與燕麥採取大面積耕作，於收成前會噴灑乾草劑，讓麥穗乾枯變輕，方便收成。除草劑中的成分嘉磷塞（Glyphosate）殘留在小麥和燕麥上，造成腸道益生菌菌叢生態改變，影響腸道健康與免疫力。另一方面，嘉磷塞會和泥土中的微量元素結合，造成植物的死亡，導致人體缺乏必需的微量元素例如鋅、錳、銅、鈷等，因此造成免疫力的失調，引起感染性及免疫性疾病。

所以在自然骨科的臨床經驗上，如果遇到久病不癒，看了許多醫院，一天吃超過 7 顆藥的患者，首要任務就是將小麥、燕麥製品等地雷食物從飲食清單中移除。不僅因為小麥製品是高升糖的食物，其中嘉磷塞的毒性危害腸道益生菌，阻斷微量元素的吸收，也不能輕忽。就如同一個有漏洞的杯子，先堵住漏洞是第一要務，後續治療才能事半功倍。

我常常告誡患者要遠離地雷食物，因為病從口入，再厲害的醫術也沒有你的嘴巴厲害。醫生有好的醫術，加上患者及家屬的配合參與，患者就能看到身體恢復自癒力，修復病痛，遠離藥物控制，得到真正的身體自由。

第三減： 減藥物

　　我提醒患者，不要長期依賴藥物，要用天然食物及運動習慣取代藥物。因為「是藥三分毒」，藥物是雙面刃，有作用也有副作用，藥物的單位是毫克，食物的單位是公斤，兩者的測量單位相差一百萬倍。使用藥物也有個別差異，所以藥物的使用要格外謹慎小心。

是藥三分毒

　　我當兵時曾經在澎湖的海軍醫院服務，有位患者老先生接受人工關節的手術，術後開止痛藥給他，止痛藥引起胃潰瘍的副作用，後來胃出血不止需要切除胃部，最後因為併發症，導致他在住院過程中不幸過世了。這是我醫師生涯開出的第一張死亡證明書，心中格外遺憾。這也讓我後來常常思考研究非藥物治療的方法，讓患者少吃藥，減少藥物副作用引起的併發症。

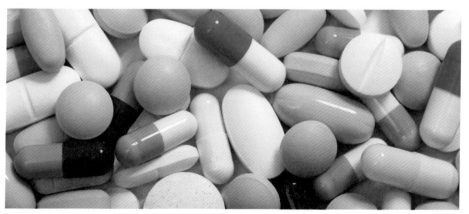

是藥三分毒，想要健康絕對不可依賴藥物。

洗腎人生 VS 自癒力

臺灣健保署統計^(註3)，2018 年給付慢性腎臟病高達 513 億元，占健保總額近 7%，就醫人數達 36 萬 4 千人，腹膜透析、血液透析人數達到 9 萬人，醫療費用一年燒掉約 449 億元。健保署指出，慢性腎病與洗腎人口逐年升高，推估是糖尿病、高血壓、高血脂控制不良，進而邁入洗腎人生。

糖尿病、高血壓、高血脂必須好好控制。一般常見的方法是替患者增加藥物，控制生理指數回到正常範圍，這個方法稱為加藥法。加藥的好處就是不必改變生活型態，快速看到抽血報告指數下降的成果，但是如果使用多種藥物，因為藥物交互作用讓副作用加倍，會造成身體不可逆的傷害。

我在自然骨科所選擇的治療方法是減藥法，就是找到糖尿病、高血壓、高血脂的病因，減去危險因子，症狀改善了，體重減少了，減少藥物依賴，調整生活習慣，恢復身體的自癒能力。減法的難處在於需要教育患者減藥的觀念，患者要有意願配合。

所以我在這 3 年來，挪開星期五早上原本的門診時間，改為幫患者上課，提供相關教育課程，也培訓員工

了解我的治療方式。在看診之餘，我同時閱讀了許多的文獻和書籍，從整體觀念來幫助患者了解我的治療觀念。感謝課程主任佩蓉的陪伴及所有學員的教學相長，讓診所累積許多減藥成功的案例。不但如此，我們在每一次課後，也安排以食物取代藥物的廚房時間，教學員如何減糖、減麩質，以廚房取代藥房，讓學員們在享受美食的同時又能維持健康。

我常說，加藥和減藥就像南下北上兩列不一樣方向的火車，駛向不同的終點。積極主動的患者可以選擇改變生活的減藥法，懶得改變的患者可以選擇吃藥的方法，每個人在 10 年或是 20 年之後都會得到自己選擇的成果。

如果你看過或聽過基金投資理財的廣告，應該很熟悉他們最後的說明：「基金買賣，有賺有賠，風險自負。」而用藥物來處理代謝症候群，藥物的副作用就如同基金的風險說明書一樣。每一顆藥品都可以從網路上查到詳細的副作用說明書，服藥前應仔細詳閱，服用後請觀察是否有副作用產生。並和醫師討論，除了藥物以外，有沒有其他替代方案？

如果沒有虛心觀察檢討藥物副作用，往往一旦有副作用症狀，又找其他科別醫師再加藥，就進入一個愈看病問

（註3）https://www.edh.tw/article/22566

題愈多，愈不知道哪些藥物該吃、哪些藥物不該吃的循環。尤其在醫學中心因為專科分科愈來愈細，醫者都在金字塔頂端，患者因為不同症狀看了 3 科以上的醫生，每個醫生給的藥品加起來，很容易超過 7 顆，就會步入多重藥物的臨床困境。

急性發病時，需要藥物控制生理指數，不至危及生命安全。但是超過 3 個月到半年的長期服藥，就要謹慎評估，更何況目前許多患者都服用藥物超過 3 年、5 年，甚至 10 年到 20 年。當長期依賴藥物控制生理指數，輕者往往造成肌肉無力、骨質疏鬆、關節炎等藥物副作用，患者的活動能力及生活品質受到影響。重者因為藥物累積肝腎毒性，走向無法逆轉的洗腎人生。臺灣目前洗腎的人口比例高居全球之冠，表示臺灣醫療界所提供的醫療服務，走向一個愈來愈需要依賴醫療系統的不健康狀態，民眾濫用醫療資源，醫師多頭馬車看診，都有檢討改善的空間。

對止痛藥說「不」

臺灣有很多關節疼痛的患者依賴止痛藥來減緩疼痛，但這並不能解決根本問題。止痛藥對於關節炎就好像一棟建築物的消防警鈴，當建物發生火災，消防人員用化學滅火器，時間短，效果快，但是如果不找到起火原因，每天都需要消防人員到現場噴化學藥品，這個建築物很快就不

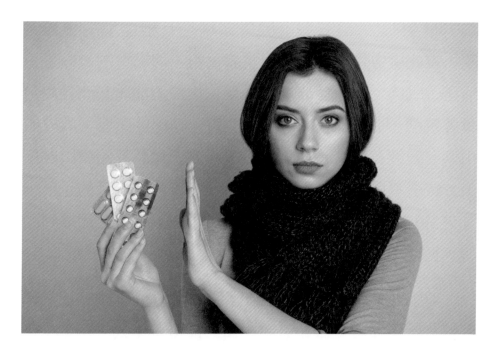

適合住人了。治病救人如同救人於水火的消防員與救生員，一個好的醫生不但可以滅火，也可以找到起火的原因；不但可以搶救溺水的生命，同時也是一個好的游泳技能教練。理想的關節炎治療系統，不但有快速的非藥物止痛治療方案，同時擁有能夠身體力行的保健養生方式，防止關節炎復發。

　　吃消炎止痛藥會傷胃，胃不好再吃抑制胃酸的藥。結果，胃酸不足，影響礦物質吸收，於是產生骨質疏鬆症、缺鐵性貧血、肌肉痠痛等問題。而且，服用過多藥物，造成肝腎排毒負擔，最後需要靠洗腎維持身體機能，行動力與生活品質受到影響。

骨骼、肌肉與腎臟、腸胃系統是互相連動的複雜系統，彼此就像骨牌一樣。我常說，第一塊崩壞的骨牌是止痛藥，肌肉、關節疼痛用止痛藥，治標不治本，而且產生骨牌效應，造成消化系統、肝、腎一連串的影響，兵敗如山倒。曾經有患者長期使用日本強效止痛成藥治療膝關節炎，最後導腸胃、肝腎受損的情況，後來將患者的足部拇趾外翻加以矯正，放鬆下肢的筋膜，膝關節炎就得到改善，從此不再需要止痛藥。

目前，骨科醫師對於關節炎的常見治療方式，是打類固醇、吃止痛藥、做關節鏡手術，最後置換人工關節。長期追蹤的結果就是關節炎無法治癒，似乎只會隨著年齡越來越嚴重。止痛藥能夠暫時減緩疼痛與不舒服，實際上卻只是壓抑症狀，沒有找出真正的病因，最終還是要置換人工關節。試想，當你家裡煙霧偵測器大響，你是會拆掉偵測器讓警報聲消失，還是處理煙霧的來源呢？答案很清楚，一定是要找到冒煙的地方，解決問題，避免蔓延成火災。這就是為什麼我主張止痛藥不可以長期使用，一定要找到疼痛的病因，針對病因解決，對病痛的治療才能完整。

降膽固醇用藥造成肌肉疼痛、關節炎

根據健保署統計[註4]，2018 年健保給付藥品申報金額，前 20 名的藥物裡[註5]，第 2 名是降膽固醇的藥物「冠

脂妥」，一年耗費 23.37 億元，65.5 萬人次使用。第 18
名也是降膽固醇藥物「立普妥」占 11.88 億元，46.5 萬人
次使用。這兩個降膽固醇藥物相加，超過 35 億元及 112
萬人使用。遠超過第 1 名藥物「保栓通」的 25 億及 29
萬人使用。這麼多人使用的藥物，有多少比例的人會有副
作用？又是哪些副作用呢？

　　冠脂妥是屬於他汀類（statins）藥物，抑制肝臟中低
密度膽固醇生成。透過阻斷肝臟當中的 HMG-CoA 轉化
酶的功能，讓肝臟不能製造低密度膽固醇，服用後抽血
檢查顯示，該藥物可以在短時間內大幅降低低密度膽固
醇。由於用藥物阻斷 HMG-CoA 轉化酶的同時，同時阻
斷了人體對於 CoQ10 的合成，CoQ10 是全身所有粒線體
電子傳遞鏈的重要因子，所以吃他汀類藥物讓細胞沒有能
量，全身肌肉無力。全身消耗能量最多的就是肌肉關節系
統，因此服用此類藥物最常見的副作用是肌肉痛、關節
炎。根據冠脂妥藥廠的藥物說明單，肌肉疼痛的副作用占
12.7%，關節炎占 10.1%，共 22.8%；也就是說，有將近
四分之一的患者會產生與肌肉關節相關的副作用。

（註 4）https://www.nhi.gov.tw/Content_List.aspx?n=5AA7CAFFF61CB16D&top
n=3FC7D09599D25979 健保署原始資料。

（註 5）資料來源 http://www.genetinfo.com/investment/featured/item/28941.
html

分科醫療讓服用控制血脂藥物引發筋骨肌肉副作用的患者，來掛骨科門診，我就在臨床上看到一些患者罹患關節炎，多年前已經置換人工膝關節了，但是手術後的治療成果很差，依然下肢水腫疼痛。經過問診追根究底了解，發現他們的病因是長期服用降膽固醇藥物引起的肌肉痠痛。找到原因後，在醫病雙方合作下，患者願意用心改變飲食內容，及補充適當營養品，將冠脂妥停藥 3 個月之後，關節肌肉的不明疼痛終於消失。高興沒有多久，患者又開始恢復服用控血脂藥，疼痛就又復發了。

我查了這些患者的相關生理數據，其中肌酸磷化酶（Creatine-phospho-kinase；Creatine Kinase，簡稱 CPK）高達 700。肌酸磷酸酶主要存在於骨骼肌和心肌，是參與體內的能量代謝的一種酶。這個指數偏高有橫紋肌溶解的現象。

在此分享是希望提醒所有服用藥物的患者，要注意觀察與回報這些常見的副作用，因為你如果沒有向主治醫師反應身體反應，如那些肌肉關節疼痛，單單只追蹤膽固醇的抽血報告，就算再怎麼高明的醫師，也很難看出藥物副作用的影響。當你服用降膽固醇藥物多年之後，發生肌肉痠痛而尋求其骨科醫師治療時，也別忘了向你的骨科醫師說明歷來用藥狀況。並且要尋求非藥物的方法，治療心臟

病。就如同冠脂妥的藥物說明書所建議，亞洲人的藥物動力學[註6]是白人暴露量的兩倍，長期使用藥物之下，你的基因可能更容易產生副作用，因此有任何服藥後產生的新症狀，請和你的醫師詳細討論。

目前在美國已經證實血脂藥冠脂妥會引起第二型糖尿病，破壞體內血糖平衡，血糖升高，傷害血管，造成橫紋肌溶解的後遺症。抑制膽固醇生成也會影響血管、肌肉修復，並影響腦部記憶功能。在美國，患者委託律師控告藥廠，後來判決勝利，藥廠賠了 1.1 億美金。

2016 年法國紀錄片「膽固醇騙很大」訪問調查記者、醫生和醫學歷史研究學者，揭露造成心肌梗塞、心血管疾病的元兇並非膽固醇，而是糖。抽菸、運動不足、高血壓，使得體內血液循環不佳，才是心臟病的主因。造成血管鈣化的原因是第二型糖尿病、腎臟功能不全、膽固醇偏低和服用降膽固醇的他汀類藥物。

膽固醇高造成心血管疾病，是個假議題。要替膽固醇申冤：**「膽固醇不是阻塞血管壁、造成心臟病的兇手。」相反地，膽固醇是身體細胞的必要元素。**肝臟產生膽固

(註6) 藥物動力學：指藥物進入血液之後，吸收、分布、代謝和排泄等過程的情形。

醇，透過血管運送到細胞，膽固醇修復破損細胞，再把細胞的廢物載出來，送到肝臟進行分解排毒。膽固醇很像救護車，我們不能因為車禍現場都有救護車，就把救護車當成肇事者，這很荒謬。

以我的立場，各科別治療開藥，難以避免副作用的風險，就像骨科醫師開止痛藥給患者，患者服藥後有胃出血的副作用，他會去看腸胃科，尋求治療。如果患者來找我，我發現病因是藥物副作用，我當會處理，也提供非藥物治療的選擇。藥物副作用是難以避免的，每個患者的身體反應與承受力不同，作為一位醫師，不能只有唯一種治療方式，還是要提供其他的選擇讓患者評估決定。

高血壓藥物：鈣離子通道阻斷劑

臺灣最多人使用的高血壓藥物是「脈優」，超過 150 萬人服用，它是一種鈣離子通道阻斷劑，可以放鬆小動脈的平滑肌，快速降低血壓。服用這類鈣離子阻斷劑，大約有 2% 至 10% 的患者會發生副作用，最常見的副作用是下肢水腫，其他常見的問題還有肌肉無力、男性勃起功能失調。

為什麼作用快速就會副作用明顯呢？因為鈣離子通道是所有肌肉收縮、筋膜維持張力、動脈收縮壓力的重要生

理通道，一旦鈣離子通道受阻擋，會造成肌肉及筋膜失去張力，引發下肢水腫、肌少症及關節炎。下肢水腫也是心臟衰竭的重要臨床表現，當患者發生心臟衰竭之時，走路會喘，肌肉更加無力，此時如果持續再給予鈣離子阻斷劑，就會造成心臟衰竭更加嚴重。所以長期使用脈優的患者一定要注意自己下肢水腫的變化，和你的醫師詳細討論，千萬不要以為服用多年，就可以繼續沿用，因為人體是活的，生理指數上上下下，身體出現下肢水腫，這是身體向你發出求救訊號，不可輕忽！

在自然骨科的臨床經驗之中，觀察到高血壓的病因是胰島素阻抗，也就身體因為攝取大量的糖，造成胰島素分泌過多，進而造成血管硬化及身體水腫，所以減少糖的攝食可以減重，減重之後可以減少藥量，臨床上許多患者減少 5 到 10 公斤之後，藥量減半，甚至透過飲食控制因而不再需要服藥的案例，時有所聞。要治療患者的關節炎，連高血壓的變化也要密切注意，因為飲食減糖就會造成身體對於血壓用藥需求的減少。凡是有服用高血壓藥物的患者，在實行減糖飲食時，一定要每天監控血壓變化及體重變化，找到專業的減藥醫師為你一步一步減藥。過與不及都不好。減藥太快，會造成反彈性高血壓，而有中風的風險。減藥太慢，容易發生姿勢性低血壓，蹲低就頭暈，容易跌倒骨折。

所以每位願意減糖治療高血壓治療的患者，一定要天天細心地測量自己的血壓及體重變化，尤其使用 3 種以上降血壓藥物的困難案例，一定要和你的減藥醫師密切配合，才能夠平安順利地減重及減藥。

斷糖減藥，恢復生理機轉

早在 50 年前，英國約翰・尤德金（John Yudkin）教授提出糖是真正傷害心血管的元凶，他 1972 年出版的著作《Pure, White and Deadly》（純白致死物，書名暫譯）明確地指出日益增加糖分攝取是造成心臟病的主因。

當年主張糖造成心臟病的尤德金教授和主張膽固醇造成心臟病的安爾・凱斯（Ansel Keys）教授曾經有過很激烈的競爭。這場論戰，膽固醇致病論得到勝利，成為醫界牢不可破的教條。但是 50 年來，低膽固醇飲食及藥物控制膽固醇的醫療系統是主流，卻造成越來越多的心臟病及代謝症候群。

近 10 年來，減糖低碳的飲食日漸風行，2009 年之後，美國知名的小兒內分泌及神經學教授羅伯特・路斯蒂格（Robert Lustig），他的演講「Sugar, the bitter truth」（糖，苦澀的真相）

推薦觀看：
糖，苦澀的真相

在 YouTube 超過一億次的點閱。我個人非常喜歡路斯蒂格教授的研究及演講，也希望每個有興趣的醫療從業人員能夠享受這一個半小時的演講。他用減糖的飲食觀念與實證，影響醫界、教育界，甚至是立法界。他大力推動小孩飲食的減糖研究，要求將一天的糖量減少到 25 公克（5 顆方糖）以下。然而一瓶 600 CC 的可樂就有 13 顆的方糖，以目前的飲食習慣，一不小心就會過量了。

真正造成血管壁傷害的元凶是糖，美國疾病管制局（CDC）提出「限糖」警告，因為根據大規模的研究指出，攝取過多糖分的人罹患心血管疾病早逝的風險，較一般人多出 3 倍。糖對於心臟的傷害就如同菸對於心血管的傷害一樣。藉由著大眾對於減糖的覺醒，愈來愈多研究報告指出，吃糖如同抽菸，會上癮，也會引起許多疾病。隨著肥胖及代謝性疾病日益嚴重，大眾的警覺程度日漸提升。

英國於 2018 年 4 月正式開徵含糖飲料稅（簡稱「糖飲稅」）。糖飲稅是在 20% 營業稅的基礎上加徵含糖飲料的稅，含糖成分愈高，稅愈重。這個立法精神讓所有廠商感到壓力，同步減糖。我在臨床上看到糖對患者造成的傷害，一斷糖，生理指數都進步了。期望臺灣也能重視糖飲稅的政策，甚至希望未來食品的標示也能像香菸的警語或警示圖一樣，讓消費者有警覺性，知道高糖食物對肝臟有毒性。

高血脂患者，特別是高三酸甘油脂的患者，只要斷糖

兩個月，肝臟得到休息，高血脂指數就得到明顯的改善。因為高血脂是吃過多的糖與精緻澱粉造成三酸甘油脂進入血液，控制飲食的效果遠勝過藥物。如同地板淹水的時候，首要任務是關掉水龍頭，而不是討論要用抹布擦地，還是吸力更強的「好神拖」。忌口就是關掉水龍頭，就算不服用任何藥物，身體也可以自然代謝，處理多餘的血脂。如果不忌口，再多的藥物也會徒勞無功，甚至造成不必要的藥物副作用。

臨床上，同時服用降高膽固醇及降高血脂的藥物，會造成更嚴重的肌肉毒性，所以求好心切的患者們，千萬不要以為有服藥就能夠任意吃糖分甜食，若恣意為之，病情只會更加重，因為糖和藥物都傷肝，到最後脂肪肝日益嚴重，變成肝硬化就沒有回頭路了。

根本解決之道就是忌口，降低血糖，內臟脂肪減少，筋膜的阻塞獲得改善。配合運動和營養補充，讓身體循環變好，體重日漸下降。嚴格執行斷糖的患者通常以每週 0.5 至 1 公斤的速度減輕體重，前 8 週許多患者降低 3 到 5 公斤，這時糖尿病、高血壓、高血脂的藥物都可以日漸減少。最後脂肪肝改善，血壓血糖的指數也會逐步正常。

曾經有一位患者從新竹來臺北找我看診，她罹患糖尿病 10 多年，末梢循環不好，有膝關節炎，常常疼痛，生

活品質很差。第 1 周來，我要她實行斷糖、斷小麥製品的飲食，她很配合，都有確實做到。第 2 周來看診，帶平常服用的所有藥物。由於遠途求診，時間快到中午時，患者一直冒冷汗，血糖很低，我們趕緊讓她補充 1 瓶 50% 葡萄糖 20 CC。進一步了解她怎麼了？

原來，我讓她斷糖、戒小麥製品，血液中的血糖已經減少了，但是她還是一直服用 8 顆降血糖的藥，結果因為藥物過量引起低血糖。我趕緊檢查她平日的藥袋，把 8 顆藥減成 2 顆藥。減糖的同時，也要減藥，以免發生副作用，需要密切地追蹤。後來，她照著我的方法，糖化血色素從 10.0 降到 6.0，體重下降，而且吃正確的食物控制血糖，病情持續好轉，指數變正常。原本服用一堆慢性病的藥物，也自然可以減少，甚至不再需要了。

另外一個是糖尿患者因為膝關節炎到門診求診，這位

補充維生素 D

有一個研究，讓 49 位有瀰漫性肌肉骨骼疼痛患者單次口服 40 萬至 60 萬 IU 維生素 D3，在 45 至 60 天內進行評估發現，患者的血中 25（OH）D 濃度從 10 ng/mL 明顯上升至 47 ng/mL，疼痛分數從 5.1 分明顯下降至 2.8 分。[註7]

（註7）Le Gozaiou MF, 2014.

90 多歲的老人家每天需要服用許多藥物，並注射胰島素，因此下肢水腫，關節疼痛，幾乎不能走路。我幫他裝 24 小時血糖偵測系統，要求他將三餐飲食的內容拍照傳給診所的營養師看，讓營養師可以對照他的飲食和血糖指數的變化關係，找出地雷食物。

歸納治療經驗，第一階段是「聞過則喜」，就是看到血糖上升，很高興偵查到那裡有地雷食物，可以揪出來。第二階段是「不貳過」，不要再吃地雷食物，避免讓血糖快速上升。經過 3 個月的認真追蹤與檢討，透過將近 300 頓的餐食內容檢討改進，進入到第三階段「從心所欲而不逾矩」，老人家完全知道自己適合什麼樣的食物，此後血糖不會忽然上升。

90 多歲的老人家在兒子媳婦的細心照顧之下，體重下降 3 公斤，下肢水腫消失。關節施打 PRP 血小板生長因子後，軟骨再生，重獲行動力。只要用對方法，就算高齡 90 歲的老人家也可以減重、減藥，重獲新生！造物主將強大的自癒力，安置在人體之中，我們若能順應天理創造的生理學，就能夠體會身體的自癒力！

醫病合作，掌握資訊，做出最佳選擇

在我的診所裡，看到許多患者的肌肉骨骼問題，其實

是來自於服用過多的藥物造成的藥物副作用及藥物交互作用，例如，降膽固醇的他汀類藥物（Statins）有胸悶、喘鳴、嚴重咳嗽、發燒、皮膚出現變化、臉部或嘴唇腫脹、不尋常出血的副作用。有一位患者是律師，他在服用降膽固醇的藥物後，產生記憶力衰退的現象，了解副作用後，很有警覺性就停藥了，再去尋求其他醫生的建議與治療方式。

藥有藥效，也有副作用，如果副作用大於藥效，要審慎評估。藥袋上雖然有寫藥物副作用，但很多患者並不清楚，也容易忽略。當我提醒患者後，患者跟我抱怨，「藥袋上藥物副作用的字那麼小，我還特別找出放大鏡，才能看清楚。」同時，臺灣患者還是習慣尊敬醫生，即使有疑問，往往也不知道該如何提出質疑。

在醫病關係中，患者需要學習，了解身體健康的機轉、觀念與風險。無知就只能被動接受，掌握資訊才能為自己做出最佳選擇。我用生理學原理幫助患者恢復身體自癒力，用運動、營養來幫助患者改善症狀，看診的過程中，若發現患者長期服用慢性病藥物，還會評估藥物的副作用是否大於藥效，若是，一定得幫助者減藥，從減藥中，找到恢復身體機能的平衡點。

推薦觀看：

胰島素 vs. 升糖素：與蛋白質攝取的相關性

第三章

三增：增肌、 增睡、增腸胃力

　　人比不上花豹跑得快，也沒有像大象那麼龐大有力，身為萬物之靈，最厲害的是頭腦靈活與肢體精準度。

　　聖經裡面有個大衛打敗巨人歌利亞的故事。以色列陣營和非利士人互相對陣，將近 3 公尺高的非利士巨人歌利亞向以色列人挑釁，矮小的以色列牧羊少年大衛挺身而出。大衛身材瘦小，沒有受過正規軍的訓練。他在河裡挑了 5 顆石頭，以快速的甩石力道砸中巨人的眉心，巨人轟然一聲倒下了。他憑的是精準度，以小博大，精準打到巨人的罩門，贏了。

　　個頭很強壯、很大隻，不一定成功，例如，大恐龍對環境改變的適應力不一定勝過小老鼠；動作精準、很快速，才能致勝。同理，我們最重要的不是肌肉發達或力氣很

大，只要大腦與筋膜系統能夠精準掌控，達成平衡協調，快速反應行動力維持在良好水平，就能有好的生活品質。所以，保持手腦敏捷快速的反應力，單腳站立，旋轉的平衡力，才是長壽生存之道。

筋膜理論著重腦部與四肢的感覺與運動的快速連結。筋膜本身有感覺神經元，將訊息快速送回大腦，情況緊急之時，透過交感神經加速心跳血壓，讓四肢充血以備應戰或逃跑（fight or flight）。情況平靜之時，透過副交感神經降低血壓心跳，讓內臟充血以利睡眠及消化（sleep and digest）。

本章提出的「三增」，幫助你從大處著眼、小處著手，全面提升生活品質。

- **第一增肌**，是指著增加肌肉量，也就是讓交感神經快速傳遞到四肢，讓你的四肢靈活，應對危機時迅速做出反應，防止受傷。
- **第二增睡**，讓你深度休眠，修護大腦，防止失智。
- **第三增腸胃力**，讓你吃對食物、吃對時間，養活腸道益生菌，眾多好菌幫助細胞表現，修復基因，讓你「腸保青春活力」！腸胃力增加，透過副交感神經，啟動身體的修復力。

第一增： 增肌力

肌力不足就是肌少症，罹患肌少症，患者的握力和平衡感會不足，走路狀況變差、不穩定，有突發的狀況無法及時精準反應。據研究，人的肌力在 30 歲以後，每年下降 1 ～ 2%，60 歲以後，則急速下降。[註8]

測試肌力是否足夠的方法之一，是測握力。男性的握力至少 26 公斤，女性的握力至少 18 公斤，如果低於這個標準，都是握力不足，算是肌少症。握力不足在生活上會有很多困擾，握力低於 10 公斤，寶特瓶蓋打不開、旋轉的瓦斯爐開關轉不動，生活日常不方便，走路容易跌倒，生命隨時有安全疑慮。

肌力不足、肌少症也會顯示平衡感不良的症狀。你可以做一個簡單的測試，嘗試單腳站立，手不扶牆，站愈久代表平衡感愈好，目標是能夠單腳站立 60 秒。如果低於 10 秒，就要注意有肌力不足，是跌倒的高危險群。

走路走太慢，很容易累，需要中途停下來休息，也是肌力不足的症狀。一般用於評估走路能力的方法是「計時起立行走測試（Timed Up and Go Test）」，計算病人從坐著的椅子站起來，往前走 3 公尺，然後再回頭走到坐回

(**註8**) 資料來源：肌少症 (Sarcopenia)，陳慶餘。

椅子上的秒數。 如果時間低於 10 秒是正常， 如果高於 20 秒表示有嚴重的肌少症及平衡感不足，意謂著起立、行走、轉彎、坐下的能力受到太多的干擾，行動力及平衡感受損。

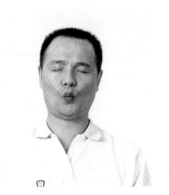

　　肌少症如果發生在會陰部分，就有漏尿的困擾，這時要練習提肛（凱格爾運動），強化會陰部括約肌的力量。我們的眼睛、嘴唇、肛門都是相同的環狀肌，人體有一個環狀肌連動的特性，環狀肌一起動作時，會更有力氣。練習提肛的時候，可以把眼睛閉起來、嘟嘴、夾屁股，這時會有加成效果，提肛效率會特別好。

肌力像現金，隨時靈活應變

　　足夠的肌力讓我們在遇到突發狀況時能及時反應，保護自己。我有位病人半夜起床上廁所，不幸跌倒骨折。她跟我說，「蔡醫師，要是我當時有抓到扶手，就不會跌倒了。」為什麼抓不到扶手呢？因為肌力不足，動作不夠精準，瞬間來不及反應。如果用金融觀念來比喻，肌肉好像現金，緊急狀況、日常生活，隨時都可以動用，但是肌肉力量有限，幾分鐘內可能就會筋疲力盡。另一方面，腹部脂肪就

像不動產，日常生活不會動用，但如果遇到長時間飢荒，一般人的腹部脂肪至少可以應付 2 週沒有任何進食。

人體原本的設計，需要足夠的肌肉去打獵採集，適度的飢餓反而會刺激生長荷爾蒙的分泌，讓肌肉生長，適度的飢餓也會刺激「腦源性神經滋養因子」（brain-derived neurotrophic factor, BDNF），讓腦筋更清楚，專注力提升。失智症患者大腦的 BDNF 普遍分泌不足。適度飢餓，也就是孟子所說：「天將降大任於斯人也，必先苦其心志，勞其筋骨，餓其體膚」，對肌肉的生長是有益的。

現代人習慣動手指頭滑手機，想吃什麼點什麼，是謂「順其心志」。食物餐點宅配服務，連出門走路都省了，是謂「惰其筋骨」。然而食品工業，又用許多的添加物，刺激人們的食慾，讓你吃下很多含糖含麩質的食物，之後一下子又餓了，所以吃很多次，是謂「胖其體膚」。美國是全世界最肥胖的國家，其食品工業及藥品工業賺取極大的利潤，但是美國企業所帶來的生活形態，卻讓美國人民乃至世界的人類生病了。我對此的描述就是：「天將降大病於斯國也，必先順其心志，惰其筋骨，胖其體膚」。

2006 年我從美國進修回來，進入剛剛開幕的汐止國泰醫院服務，我做了許多老人家的髖關節骨折手術。術後的復健很花時間，有些患者出院不久，又再次跌倒，造成另

一側的骨折，雙腿都受傷，很難復健。

我一直想要找到有效預防老人跌倒的方法。雙腳受傷了，還有雙手可以利用，於是我用襪子和米做了大約一顆200克的米球，讓患者左手拋、右手接，右手拋、左手接，在病床上做復健。就是像我們小時候用手掌翻玩沙包那樣，把米或豆子裝在襪子裡面當沙包，拋上拋下接沙包。一方面解決患者不知道做什麼復健的苦悶，另一方面，我發現許多跌斷髖關節的患者，左右手拋接的能力下降，手眼協調不良，是平衡感下降導致跌倒骨折。

如果能夠積極練習，如同小丑的雜耍技巧，雙手拋接2個、3個米球，動作愈來愈熟練與快速，就能充分訓練腦部與手腳的協調度。手的筋膜感覺與運動神經元正是大腦中樞神經的延伸，就如同小孩子手拿玩具，有助於大腦發展一樣，老人家手拋米球也有助於預防跌倒。

曾經有巴金森氏症的患者在我們的網路留言分享，因為勤加練習米球的拋接，病情得到改善，5年來都不曾跌倒，手部的精細動作也改善。這樣的臨床經驗，鼓勵了更多的患者利用米球拋接，練習反應力。跌倒就是肌力不足、反應力太弱，勤加練習的患者真有效果，瞬間反應力變好，防止跌倒。

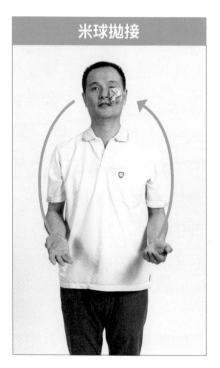

米球拋接

從 2018 年開始，來自然骨科看診的每一位患者，都要用握力器測量手部握力。凡是小於 18 公斤以下的患者，我們會要求他們用米球做抓握及拋接的訓練，大約經過 2 個月的訓練，許多患者可以進步到 26 公斤以上的握力。日常生活，扭開保特瓶、開罐頭，就不必找別人幫忙了，而且也能減少跌倒的風險。

骨鬆症，小心身體變成海砂屋

肌少症與骨質疏鬆症常常一起發生，患者容易因為外力或跌倒而骨折。肌肉系統強健，骨骼系統也跟著強健，因為骨骼生長需要大量的運動及端正的姿勢。

骨質疏鬆與否，可以透過儀器檢測骨質密度得知，骨質密度的 T 指數如果是負 2.5 以上，就要注意骨鬆症，骨折的風險升高。骨質疏鬆的追蹤大約是 1 年 1 次，目前許多患者堅持用運動及營養，骨質密度逆勢上漲，不必使用藥物，不但避免藥物副作用，而且效果比藥物更顯著。因為骨密度需要負重訓練，而這些動作需要患者隨

時注意身體的姿勢端正。端正姿勢不僅有助骨密度上升，減少疼痛，平衡感上升，可以大幅減少跌倒造成的骨折。

常見的骨質疏鬆造成的骨折是脊椎壓迫性骨折、脊椎側彎及前彎，有個簡單的檢查方式，**如果身高比年輕最高時的身高減少 3 公分，就需要進一步檢查全脊椎，也就是從頭椎、頸椎、胸椎、腰椎到骨盆的站立 X 光，包括正面與側面，**了解是哪一節脊椎退化、側彎或壓迫造成身高減少。

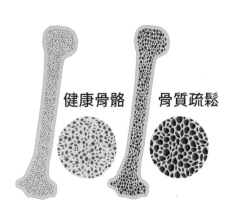

健康骨骼　　骨質疏鬆

如果頭椎的位置偏離了骨盆的中心位置，表示骨架不平衡。身高減少 3 公分以上，就容易全身痠痛，有些人減少 10 公分以上，骨架壓迫臟器，會造成內臟的壓迫，有消化不良、排便不順、呼吸變淺、吃飯後肚子脹氣的現象，都會引起更進一步的肌少症及骨質疏鬆。

許多人輕忽了身高變矮，誤以為「老倒縮」是老化自然現象，以為年紀大自然會變矮。不要輕忽身高減少大於 3 公分會產生疼痛，影響生活品質。所以只要願意調整脊椎與端正姿勢，都可以減少退化程度，甚至有患者還逆勢長高了呢！

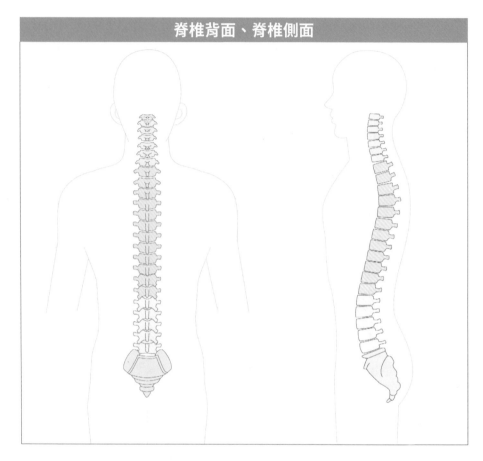

脊椎背面、脊椎側面

　　記得有位 80 多歲的老患者，脊椎跌倒受傷後引發高血壓，吃了 3 種藥物都難以控制，但是使用健走杖撐起脊椎、端正姿勢之後，高血壓竟然不藥而癒。這些臨床經驗，讓我更加讚嘆人體的自癒力。因為脊椎兩旁的交感神經節受到壓迫，會造成血壓升高。而這些症狀也因著患者用健走杖將脊椎撐起來，解決了根本的問題，所以高血壓不再是單純內科的問題，也要考量骨架端正的層面，脊椎端正了，血管的阻力減少，所以血壓自然下降，而不需要過多的藥物。

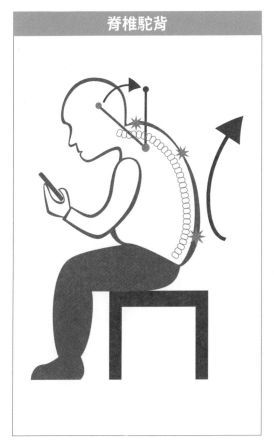

脊椎駝背

如果人體是個樓房，骨頭就如同鋼架結構，肌肉就如同混凝土，鋼筋出問題，水泥的強度就要加強。所以我們非常鼓勵脊椎側彎或退化的患者，鍛鍊肌肉力量，而且是要保持脊椎向上伸展的抗重力訓練，對抗一直將頭向下拉的地心引力。如果身體的骨架結構破壞嚴重，如同房子變成危樓。請注意你的身體正在不斷地更新，所有的肌肉細胞更新一次約需 3 年，骨頭細胞更新約 7 年，無論年紀輕或年紀大，速度都差不了多少。因此要天天向上鍛鍊肌肉與骨骼，不能讓身體變成危樓。

透過本書傳授的 520 筋膜操的鍛鍊，全身向上伸展，讓身體有向上發展的空間，對抗地心引力，就能讓身體變成鋼骨豪宅而非海砂屋。

限糖，補鹽

肌少症和骨鬆症都與現代飲食糖分攝取太多有關。我給病人的指示，至少飲食斷糖 2 至 3 個月。不要吃糖，反而要補充鹽分，不然會因為電解質不足而造成肌肉抽筋。

大部分人都有個印象，認為「吃太鹹會導致高血壓」，事實上，高血壓是吃太甜引起胰島素阻抗的後果。而且很少人知道，吃太清淡容易骨質疏鬆。臨床上許多骨鬆嚴重的患者，聽到自己有骨鬆症，常常第一句話就是說：「怎麼會？我都少油少鹽，吃得很清淡。」其實就**鈣質、蛋白質的吸收而言，食物中的鹽分非常重要**。

舌頭對鹽的敏感度最高，鹽可以刺激口水分泌，加速消化吸收，所以品嘗美味牛排時往往會加上玫瑰鹽。胃酸其實就是鹽酸，如果胃酸濃度下降，鈣離子的吸收就受損。因為鹽的化學成分氯化鈉，其中的氯離子也是白血球產生次氯酸的重要成分，可以殺菌，預防感染。老人家如果長期吃得太清淡，又加上流汗、排尿，流失太多電解質，會造成低血鈉傷害腦部，引發頭暈、無精打采、抽筋、神智不清，甚至昏迷死亡。有些年輕的耐力運動員，在長時間運動流汗，只有補充水分卻沒有補充鹽分時，也會造成低血鈉症而危及生命，跑馬拉松的時候，都會提供選手錠狀的鹽糖。攝取過少的鹽會有生命危險，不能誤以為愈清

淡愈健康；**少油少鹽是常見造成骨質疏鬆的健康陷阱。**

鹽分不足有生命危險

自古以來，鹽就是重要的民生必需品，中國在漢朝就有鹽的公賣制度，羅馬帝國用鹽當作薪水發給士兵，所以薪水的英文 salary 和鹽 salt 是同一個字根。古代由於沒有冰箱，食物沒有鹽就會壞掉，所以羅馬時代一個人一天會用掉 25 公克的鹽。法國大革命之前，國王收的嚴苛鹽稅是引發革命的因素之一。在 1930 年代，聖雄甘地帶領著印度群眾到海邊製鹽，為了對抗英國殖民政府的鹽稅而抗爭遊行，因為在當年炎熱的夏天，印度有許多人因為買不起昂貴的英國鹽而中暑身亡。時常絕食抗議的聖雄甘地，稱上天賜給人類生存最重要的三個物質：一是空氣，二是飲水，三就是鹽。甘地斷食之時，就是靠著空氣、飲水和食鹽，維持基本的生命力量，在斷食之時他的心智活動十分靈活，也為世人留下許多智慧的話語。

我曾經在 29 歲時，B 型肝炎發作，在臺大醫院住院及休養 2 個月，之後中度脂肪肝 10 多年，在 49 歲逆轉脂肪肝的過程中，用喝鹽水進行間歇性斷食。早上起床做完運動之後，補充一杯生理鹽水當早餐（鹽水調配方法請見下文說明），早上到中午的精神就飽滿了。許多中年男子腹部脂肪堆積過多，需要的不是熱量，而是電解質。靠著

肝糖的儲存量，足以應付早上工作到下午 1 點，不會感覺餓，就如同等候手術的患者一樣，禁食超過 12 小時，甚至 18 小時。醫院給手術病人 1500 cc、0.9% 濃度的生理食鹽水，也就是一天之內給予 13.5 公克的鹽。只要有足夠的電解質，患者在空腹的情況之下，免疫力上升，比較不會發生吸入性肺炎及術後感染。

每日理想的鹽使用量是 7.5 至 15 公克

鹽是人體的必需營養素，太高有毒性，太低缺乏會造成傷害，其曲線如同一個勾勾，含鈉 3000 毫克（一天 7.5 公克鹽以下）以下，致病率快速上升；而含鈉 6000 毫克（一天 15 公克鹽以上），致病率緩和上升。**鹽不是菸，不是愈少愈好！沒有鹽，造成低血鈉會危及生命安全。**

人的舌頭對於鹽非常敏感，是最好的調控偵測器，請依據自己運動流汗的程度，適合自己當天的口感，不要刻意吃太鹹，也不要刻意吃太淡，重要的是不可以吃太甜。適度的使用一點鹽，就可以提升食物口感，也可減少糖的使用量。

有研究顯示，在嚴格的鹽分攝取下，正常人的收縮壓和舒張壓只有微降。以正常人為例，如果將每天鹽分攝取量降到鈉 2400 毫克（差不多 6 公克食鹽），也只能使

血壓下降 3 到 5 mmHg，可以說是微乎其微。甚至安德魯・蒙特（Dr. Andrew Mente）在「前瞻性城鄉流行病學研究」（Prospective Urban Rural Epidemiology Study，簡稱 PURE study）上發表世界五大洲、21 國、15 萬 5 千個研究案例的報告，最新報告中顯示，嚴格限鈉在 1500 毫克（約等於於 4 公克食鹽），反而增加心臟病的死亡率，因為身體在缺乏鹽的時候，為了要保命，腎臟必須分泌腎素，刺激醛固酮（aldosterone），提高鈉的再吸收，而釋放出腎素－血管收縮素－醛固酮系統（renin-angiotensin-aldosterone system, RAAS），這是一個激素系統，當大量失血或血壓下降時，系統會被啟動，協助調節體內的長期血壓與細胞外液量（體液平衡）。

日本、法國、南韓是全世界冠狀動脈心臟病死亡率最低的三個國家，檢視他們的飲食內容，日本人吃醃漬的味噌食品、法國人吃大量鹽分的地中海飲食、韓國人愛吃泡菜和烤肉。這些數字顯示，心臟病、中風和鹽的關連性不高，倒是美國人的高糖加上高鹽的飲食，會造成胰島素分泌過多，鈉離子滯留在細胞組織液中。由於飲食的指引將鹽拿掉，又沒有限制糖的使用，所以目前的加工食品、飲品都是高糖的製品，而鹽卻背負著引起高血壓的罪名。依據生理學原理，如果要從原本的高糖飲食切換到低糖飲

食、生酮飲食，甚至間歇性斷食，一定要記得補充鹽分。因為減少攝取糖分之後，胰島素分泌減少，身體的水分排出體外，也會排出電解質，適度的補充鹽分，才不會因低血鈉而導致頭暈和抽筋現象。

再次強調，限鹽的飲食指導，會造成骨質疏鬆及肌少症的副作用。適度的攝取鹽分可以增加食物的風味，而每個人可以根據自己的感覺加鹽而讓食物更加美味。例如，運動流汗之後，可能覺得湯不夠鹹，可能是流汗多電解質流失，所以身體會自動調節，自己的味覺就會調控。鹽在大腦的調控是走血清素（serotonin）的負回饋路徑，沒有鹽的時候，人會飢餓口渴，需要滿足電解質的需求，一旦滿足了，會產生抑制作用的負回饋，就會停止進食，所以人類只會加鹽到感到可口的鹹度，不會無上限愈加愈多。最高濃度的飽和食鹽水是 26%，如果有機會喝一口，將是很好的催吐劑。因為身體的嘔吐中樞不會讓如此高濃度、高滲透壓的鹽水進入身體；這是人體的保護機制。

飽和食鹽水的製作及應用

補充鹽分，最好是天然的礦岩，裡面含鈉、鉀和其他的微量元素。如果是精製鹽，裡面只有鈉，其他微量元素已經拿掉。可以用天然礦岩做鹽滷水，通常在攝氏 20 度的水溫，100 cc 的水最多可以溶解 36 公克的鹽，所以我

們用 500 cc 的玻璃瓶，裝 400 cc 的水及 200 公克的鹽，經過一個晚上，就會變成最高濃度 26% 的鹽滷水，此時底部還會有些不會溶解的鹽。再用陶瓷的小湯匙約 6 cc 取出 1 匙鹽滷水，混入約 200 cc 的溫水，就是所謂的鹽湯。注意不要用金屬容器盛裝或讓湯匙長期浸泡高濃度鹽水，因為鹽有腐蝕性，會侵蝕金屬製品。

飽和食鹽水使用很方便，可以拿來做菜，煮湯加 1 小匙，如果要飲用，可以加 30 倍的水稀釋，成為接近 0.9% 的生理鹽水，補充電解質。稀釋的鹽滷水也可以用來刷牙漱口或洗臉。鹽滷水使用後可以再加水，但是也要加一些鹽，保持瓶底有一些未溶解的鹽，才能確保鹽滷水處於最高濃度。

藥物傷害肌力

長期使用胃藥會造成骨質疏鬆、肌少症及肌肉筋膜炎。

很多慢性病人長年吃西藥，長久下來胃功能變差，只好再吃胃藥。但太多的胃藥導致胃酸分泌不足，蛋白質因而無法被分解吸收。蛋白質是帶負電的離子，在胃酸呈現正電的環境才會被打開，稱為蛋白質變性（protein denature），打開以後身體的消化酵素才有辦法將它分解

掉，所以常吃胃藥的病人幾乎都有骨鬆及肌少症的問題。

在自然骨科的門診經驗中，看到許多訪遍名醫卻久病不癒的困難個案。舉個例子，有一位 40 多歲的女性患者罹患腳底筋膜炎，看診好幾年都好不了，曾經做過 5 種以上的鞋墊，每次出門都要帶把椅子，站不到 3 分鐘腳底就開始痛，得坐下來，生活品質受到極大影響。

仔細問診發現，原來她服用胃藥「耐適恩」（Nexium）已經 5 年，之前做過胃鏡 3 次，但是後來發現從藥房自費買藥比較便宜，所以就長期使用。但是，她不知道耐適恩長期使用會有骨科的副作用，所以我先要她把胃藥停下來，用非藥物的方法治癒胃食道逆流，經過 2 個月，她的腳底筋膜炎終於痊癒了。

從生理學原理來看，因為胃食道逆流的問題，吃胃藥

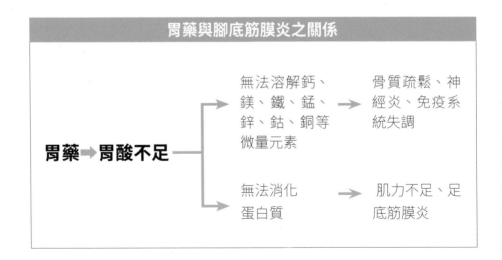

胃藥與腳底筋膜炎之關係

胃藥 ➡ 胃酸不足 ➡ 無法溶解鈣、鎂、鐵、錳、鋅、鈷、銅等微量元素 ➡ 骨質疏鬆、神經炎、免疫系統失調

無法消化蛋白質 ➡ 肌力不足、足底筋膜炎

抑制胃酸分泌，造成胃酸不足，當 pH 值不夠低時，無法溶解鈣、鎂、鐵、錳、鋅、鈷、銅這些二價的微量元素，於是造成骨質疏鬆、神經炎、免疫系統失調。胃酸不足也無法分解蛋白質，因為胃蛋白酶活性在胃酸足夠時才能夠消化蛋白質，一旦長期使用胃藥，蛋白質的消化吸收都出現問題。由於肌肉筋膜修復需要礦物質、蛋白質，所以持續吃胃藥，足底筋膜炎當然不會好。

胃食道逆流的自然療法三步驟

用生理學的自然方法治療胃食道逆流，不是抑制胃酸分泌，而是讓胃液蠕動順流到十二指腸即可。

- **第一步是忌口**：拿掉造成胃食道逆流的常見食物，也就是 2 個星期不吃糖、小麥製品，這兩類東西都會讓胃食道逆流惡化。
- **第二步是咀嚼**：就是吃飯時細嚼 30 下再吞嚥，加強口腔消化功能，減少胃的負擔。
- **第三步是嚥口水**：沒有吃飯的時候，可練習「嚥口水」，因為口水是弱鹼性的，可以中和胃酸，減少胸口的灼熱感，口水就是最天然的胃藥。強調是「嚥」口水，而非「吞」口水，因為做這個動作時，喉嚨肌肉需要用力。

要刺激口水的生成，可以做舌頭滾動的動作。另一個更快的方法，就是放一小粒礦鹽，在舌頭上滾動，累積口水將礦鹽完全溶解，再專注用力把口水嚥下去。這個專注吞嚥的動作，會啟動喉嚨平滑肌的蠕動波，而這個蠕動波會沿著消化道向下蠕動，將弱鹼性的口水送到食道和胃交界的賁門，形成食道胃的順流，之後蠕動波及會幫助胃的幽門蠕動，幽門打開後，消化液順流到十二指腸，大量的鹼性的胰液、膽汁和胃酸混合，就進入小腸進行最後的消化吸收。

足夠的胃酸可以殺死致病的細菌，人體的胃部結構就是一個用強酸消毒的器官，如果吃了不新鮮的食物，過多的細菌會引發嘔吐中樞，將食物吐掉。其實胃食道逆流也是身體吃了不合適的食物，想要吐，又吐不出來的生理反應。所以先避開不適合的食物，才能根本治療胃食道逆流。

許多患者透過這三個步驟，活絡自己的消化系統，讓胃食道逆流不藥而癒，也就遠離了吃胃藥引起的骨質疏鬆、筋膜炎、肌少症。

天天練肌力，如同賺現金

記得以前在汐止國泰醫院骨科服務的時候，我發展出自己的第一個復健運動：「扶桌正踏」，也就是雙手扶

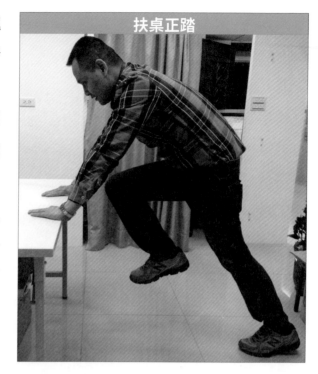
扶桌正踏

著桌子，抬腿原地踏步的動作，並發表在 2009 年 2 月 22 日的「元氣周報」。為了要鼓勵患者，當時準備了小豬存錢筒送給患者，只要每天踏步超過 300 下，就可以存 10 塊錢。

每天運動訓練肌力，就是為自己的行動力儲蓄，天天練習肌力，等於每天都自己存現金，一年下來會超過 3600 元，相當於當年金融危機時政府發送的消費券。

我強調的運動方式是「抗重力訓練」，和一般講的「重力訓練」不太一樣。很多人以為拿啞鈴運動，就是重力訓練。但如果你有駝背或脊椎側彎，沒有注意到脊椎及骨架的端正，則會傷害脊椎，反而造成頭部與脊椎更加前屈，而無法對抗地心引力。「抗重力訓練」是要平衡身體彎曲與伸展肌肉群的平衡。身體彎曲過久，尤其是久坐的生活形態，會造成脊椎前方的腰方肌過度收縮，腰方肌過度收

縮會造成交感神經的緊張，呼吸變淺，自律神經失調。讓患者的身體肌肉力量增加的同時，也要增加柔軟度，並增強身體的本體感覺，能夠保持端正又柔軟的姿勢。

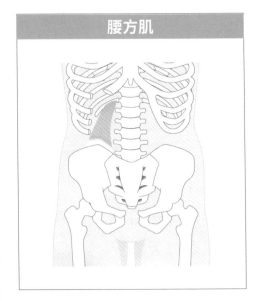

腰方肌

抗重力訓練的成果會表現在延伸身長及身高上。因為身體端正時，身高會達到最高。用股票加權指數比喻身高身長的話，如同總指數取決於每個個股的表現。所以每個關節都要努力向上，身體的膝關節伸直，腰部挺直，肩膀舉高，手指伸直的最大高度，就是所謂的「伸身長」。許多原本身體屈曲造成疼痛的患者，經過鍛鍊，疼痛緩解之後，伸身長增加了 2 到 4 公分，表示「抗重力訓練」有成，身體骨架有向上延伸。筋膜通暢，身體自然不痛。

抗重力訓練的端正脊椎口訣「雙跪膝，挺腰桿，高抬手，仰望天。」這個姿勢就是跪著禱告，雙手抬高，頭向上仰的姿勢。

為什麼要雙膝跪地呢？是因為久坐之時，髖部曲屈，腰方肌處於收縮狀態，身體的交感神經比較緊張，為了要

伸展腰方肌，最簡單的方式就是雙膝 90 度跪地。我個人除了跪著禱告之外，將平常坐著看書改成跪著看書，像這本書大半內容也是跪著寫成的。可以採取 90 度的高跪姿，或是單腳跪姿，兩腳替換。

跪地爬行是每一個小嬰兒加強自己核心肌群的最佳方式之一。對於成年人而言，椅子的高度和膝蓋差不多，所以跪著讀書寫字，不但可以伸展腰方肌，雙手肘靠在桌上，也有助於拉撐脊椎。跪在地墊上面因為膝蓋的壓力較大，最多 15 分鐘，一定要站起來走動一下。所以雙膝跪地，不但避免了久坐對於下肢循環的傷害，同時也加強了核心肌群的鍛鍊，端正脊椎對抗重力。

做抗重力運動時，要回歸中線，端正脊椎。盡力向上伸展全身肌肉及關節，而且專注身體所有肌肉群的平衡，在平衡時，身體用最少的能量對抗地心引力，身體的筋膜組織也是最有效率的運作。所以把握端正、平衡、專注的原則，盡量每個小時做 1 分鐘的「抗重力訓練」，一天至少做 5 分鐘，讓每一個關節都向上伸展，維持自己最好的伸身長，是抗老化、維持生命品質的重要基石。

第二增： 增睡眠

　　腦部是身體最重要的資產，我們的回憶、經驗、感覺、感受都和腦部功能有關。大腦會在夜晚睡眠中進行自我修復，尤其是深度熟睡狀態，大腦在這段時間裡整理白天發生過的事情，修復腦中的迴路或強化必要的記憶。

　　晚上 11 點到半夜 2 點，是俗稱美容覺的時間。就中醫子午流注的理論，是人體膽經和肝經的運行，肝主筋，肝膽互為表裡。在這段時間進入深層睡眠，有助於人體生理時鐘和太陽運行的同步。調整內分泌的自然律動，例如褪黑激素、胰島素、甲狀腺激素，修復受損的腦細胞。

　　但是由於電燈的發明，商業活動盛行，讓人體在夜間受到太多的光線傷害，尤其是手機散發的藍光，會造成腦部褪黑激素的分泌失調，進而引起失眠及胰島素阻抗。然而若沒有找出失眠的病因及危險因子，長期使用安眠藥，很容易造成藥物的依賴及慢性肌肉痠痛。因此在自然骨科診所，要配合自然運行的原理，用非藥物的方法恢復睡眠的品質，才能根治慢性疼痛。

睡贏過吃

　　我常跟病人說，「睡贏過吃」，能夠好好睡覺、多睡些時間，比吃營養品的效果更好。成人的平均正常睡眠時

間是每晚 6 至 8 小時。中午可以小憩半小時，有助修復大腦，恢復精神。我個人由於臨床工作繁忙，中午的休息時間有限，所以中午如果吃飯和睡覺只能選擇一個，我通常選擇睡覺 30 分鐘。因為在緊張的工作環境下，吃飯會造成消化不良，中午寧願睡覺而不吃飯。在午睡之前，晒 5 分鐘太陽，赤腳接觸地面，有助於放鬆壓力，讀者們若有機會，不妨試試。

睡覺時，保持臥室的舒適，儘可能避免燈光，甚至可以使用眼罩輔助，因為完全的黑暗有助於睡眠品質的提升。

此外可以使用幫助睡眠的白噪音，例如海浪聲、下雨聲、木柴在火爐裡燃燒的輕微爆烈聲、其他大自然裡的聲音，這些音頻在網路上可以下載得到。白噪音的頻率是很一致的，所以反而會產生蓋住其他聲音的效果，讓睡眠中的人可以忽略旁邊突然出現的聲音。

溫度方面要保持適中溫度、空氣流通、衣著寬鬆，被褥舒適。採用能保護脊椎曲線的床墊，不論平躺、側躺均能充分支持脊椎曲線。

礒谷式療法，合一腿的正脊睡眠法

睡覺時，若睡姿不良，骨盆歪斜，髖關節外旋，會造成身體血液循環的不良影響。我嘗試日本礒谷式療法，睡

覺時，用正骨帶將兩腳合併，增強自律神經的修復力，減少骨盆和脊椎的旋轉變形，減少半夜因為大腿在床上不當的姿勢而造成骨盆的轉動。最少 15 分鐘，最好可以一夜到天亮。

適度的將雙腳合併，用正骨帶綁起來，腳趾朝天，可以矯正下肢筋膜的外旋。猶如用毛巾包裹新生兒，保持端正姿勢，可以幫助患者深度睡眠。因為兩隻大腿合一，不會亂動，自律神經在脊椎旁邊的交感神經，就比較容易回到張力減少的狀況。交感神經的張力減少，就能夠提升副交感神經的活性，較容易進入深層睡眠。我試驗這個方式後，不僅容易進入深層的睡眠，早上起來精神也比較專注。

另外，睡眠環境的舒適也是關鍵。衣櫥裡的衣服過多會影響睡眠！原因是容易有塵蟎，滋生過敏。我曾經給患者的醫囑是「斷捨離」，要他把不必要的東西丟掉，比如類似款式的衣服只留一兩件，不是當季的衣服，移出衣櫥，另外用真空吸引包收納，將塵蟎悶死，開除濕機，減少衣櫥濕度，阻絕塵蟎滋生。他試著做到，一直困擾的鼻子和皮膚過敏問題就改善了。化繁為簡，維持居住環境簡單、乾淨、舒適，有助於睡眠和健康。

睡前的身體按摩及口腔清潔，猶如固定的儀式，可以幫助睡眠。洗澡時可以用毛刷刷腳，促進末梢的血液循

環。洗澡後，用椰子油塗抹腳趾、腳掌、小腿及全身皮膚，修復細胞膜。睡覺前用椰子油漱口後，再刷牙剔牙，椰子油的月桂酸可以平衡口腔細菌，強化牙齦健康，減少牙周病發生機率。

睡前安頓身心，最好的方法是感恩禱告，感恩一天所有發生的事情，因為「萬事互相效力，叫愛神的人得益處」（聖經羅馬書 8:28）。感恩造物主賜給身體的自癒能力，在艱難環境中，被激發而更為強大。

體內腸道益生菌也與睡眠品質息息相關。品質良好的益生菌及 GABA 配方，對於改善患者的長期失眠有幫助。在此也提醒嘗試以生酮飲食減重的讀者們，長期處於酮症，有時會睡不著，因為腸道菌也需要些許碳水化合物。如果實施生酮之後不好睡，可以在睡前喝一小杯（約 200毫升）蜂蜜水，利用血糖的短暫上升及下降，讓身體進入深層睡眠。

時差調整法

出國搭機時，如果飛行超過 8 個時區，尤其是向東飛行，非常容易有睡眠障礙，常常需要 1 週的時間調整。由於我之前要出差到美國東岸參加醫學會議，時差問題曾讓我十分痛苦，在當地出差、學習效果，大打折扣。最近研

究如何克服時差的方法，對我個人及患者都有良好反應，大家可以試試看。

原理是利用腸道的消化時間和所到之處的時間步調同步。上飛機之前，先在出發地吃飽，攝取高營養密度的真正食物，而不是加工食品。長途飛行在飛機上通常會有兩餐，原則上，第一餐不要吃，因為在出發地已經吃飽了，而且人體在高空中消化功能也會降低，儘量不要吃固體食物，可以喝液體，如白開水、黑咖啡（不加糖或奶）、茶，但不能喝酒精、果汁或含糖飲料。

在飛機上盡可能不要看螢幕，因為藍光會影響睡眠，可以看書、寫信、聽音樂，要拒絕看電影的誘惑。可以使用眼罩阻擋光線，幫助松果體分泌褪黑激素。

落地之前會有第二餐。如果用餐時間和目的地的用餐時間吻合，就可以吃固體食物，如果時間不吻合，就不要吃固體食物，最好還是保持空腹，到了目的地之後，再吃

出差或旅遊，最重要的是精神狀態及體力品質，在飛機上盡可能只喝液體，補充水分及電解質。出發前用餐，到達後再用餐，都以原型食物為主。在高空中的輻射、電磁波、高速度、缺氧的環境之下，讓自己的腸胃道休息一下，到了目的地再吃當地的食物。

固體食物。這樣一來，身體的生理時鐘比較容易和當地的太陽同步。此外，當地食物中的微生物較容易和腸胃道同步，不會水土不服。

再次強調，睡贏過吃。在缺乏活動空間的長途飛行中，避免飛機上精緻澱粉、又是微波加熱的食品，減少腸胃負擔，盡量於航程中睡覺，或是閉目養神，可以避免時差，也讓身體器官減少耗能，充分休息。不要急著在飛機上玩，因為到達目的地，有精神和體力會更好玩，更有效率。

落地之後，有兩件事情對於調整時差睡眠有幫助。一個是晒太陽，另一個是接地氣。

太陽是全光譜的生命必需品，我們身體的粒線體非常需要陽光，才能得到最好的運作，照射清晨的陽光可以喚醒生理時鐘，和目的地的時區同步，有助於你在晚上同步進行睡眠。

接地氣，也就是赤腳接觸草地，可釋放身體因高速飛行產生的靜電。因為現代人穿著膠鞋，踏著水泥地或柏油路面，這些不能導電的生活環境，讓身體的正電荷累積，這種情況在長途的高速飛行中會變得更加嚴重。最天然釋放正離子的方法，就是接觸天然的地面，讓足部的湧泉穴，導入大自然的負離子，這樣會讓末梢的紅血球充滿負

電荷，彼此分離，產生負電相斥的推動力，可以幫助血液的回流。如果有樹根，可以踩一下，刺激湧泉穴，可以安神助眠。

回想 2019 年 9 月到紐約向 John Lyftogt 醫師學習神經穴位注射的課程。5 天來回，完全沒有時差，學習效率好，也要感謝紐約中央公園的大樹們對於我睡眠的幫助。擁抱著大樹，靜心感受它在這土地上風吹日曬，春去秋來，歲歲年年。用心意去感受自然生命的力量，讓我不必依賴藥物，保持最佳精神狀態。2020 疫情之年，求神看顧全世界各地的朋友們，如同中央公園的大樹們，屹立不搖，萬年長青。

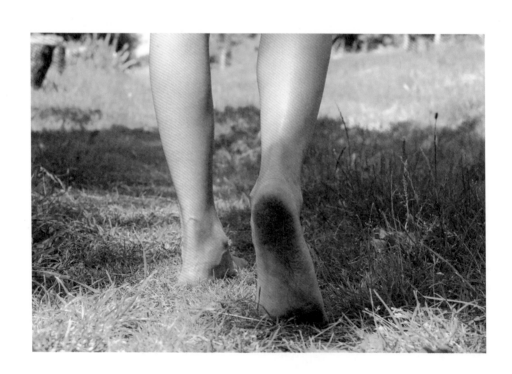

第三增： 增腸胃力

老人家身高變矮，腸胃力降低

迷走神經是第 10 對腦神經，是腦神經中長度最長，分布最廣的一對神經，從頭頸一直延伸到胸部、腹部、到骨盆腔、肛門口。自律神經的副交感神經就是迷走神經，控制心跳呼吸、吞嚥消化及泌尿生殖，這是五臟六腑和大腦神經中樞的快速道路。自律神經的交感神經在脊椎的前方，感應身體的姿勢變化，久坐曲屈腰方肌的同時，會刺激交感神經，造成腸胃蠕動不良。人體伸展時，交感神經的壓力較少，可以促進腸胃的蠕動。所以要增加腸胃力，首要任務就是要維持脊椎端正，且要保持行走的能力。

臨床上，老年患者身高如果減少 5 公分以上，不但肌肉痠痛，腸胃的消化能力也會受到影響。如果身高縮短 10 公分以上，因為胃部壓迫，容易胃食道逆流、胃脹氣，腸胃的吸收及排泄功能都容易受影響。我們除了照顧關心成長中小孩的身高，也要關心家中老人的身高變化，因為從身高可以看到骨架退化的狀況，這與老人的生活品質息息相關。

腸胃力降低，腦力也會降低

迷走神經是腸胃連到大腦的快速道路，腸胃發炎也會造成大腦發炎，神經系統的病因有可能是來自腸胃道。2011 年，加拿大貝瑞克（Dr. Premysl Bercik）教授研究發現，老鼠感染腸胃道病菌，不到 1 小時就出現焦躁行為，如果施以手術切斷迷走神經，老鼠就不會再因為腸道細菌變化而出現焦躁行為。[註9] 從這個動物實驗間接證明，腸胃道健康與腦部、情緒相關。

腸胃健康，大腦就健康，心情也愉快。小腸絨毛細胞包含微絨毛、大絨毛、淋巴管和靜脈，食物經過消化分解，由小腸絨毛吸收養分與水分。如果把小腸絨毛的神經元展開，有一個網球場那麼大，不要小看小腸，它的神經元和我們大腦一樣多，被稱為「腹腦」或「第二大腦」。

小腸的免疫系統十分繁忙，猶如機場的自動通關系統，要辨別能夠進入身體的營養素，或是會引起免疫反應

（註9）　引用書目，Neurogastroenterol Motil . 2011 Dec;23（12）:1132-9. doi: 10.1111/j.1365-2982.2011.01796.x.Epub 2011 Oct 11.

The anxiolytic effect of Bifidobacterium longum NCC3001 involves vagal pathways for gut-brain communication

P Bercik 1, A J Park, D Sinclair, A Khoshdel, J Lu, X Huang, Y Deng, P A Blennerhassett, M Fahnestock, D Moine, B Berger, J D Huizinga, W Kunze, P G McLean, G E Bergonzelli, S M Collins, E F Verdu

的過敏蛋白。這些神經元細胞和腸道細菌有著密切的互動，影響著我們的身心健康，身心健康也影響人生態度。我們形容一個人的心腸好，就是一個情緒穩定、溫柔善良的人。情緒穩定與血清素傳導有關，人體 80 ～ 90% 的血清素產生於消化道，血清素是重要的神經傳導物質，影響著人的滿足及幸福感。因此腸道健康不但提升免疫力，遠離疾病，另一方面，也提升人們的心理健康和幸福滿足。

藥物、農藥殘留，傷害腸道

許多藥物，例如抗生素、止痛藥、類固醇、胃藥、避孕藥等，都會傷害小腸粘膜，嚴重影響腸道健康，尤其是長期服用多種藥物，要更加謹慎，避免藥物副作用引發更多問題。

小麥麩質的黏性強，會把小腸粘膜細胞的緊密連結（tight junction）打斷，使單層的小腸粘膜細胞鬆弛，造成所謂的腸漏症，腸漏症又會引起自體免疫系統疾病，讓身體的防護網出現漏洞。自體免疫疾病、呼吸道過敏、失智症、皮膚疾病、關節炎都和腸漏症有關。

除此之外，小麥、燕麥噴灑乾草劑，有嘉磷塞（Glyphosate）殘留。2018 年美國法院判決，孟山都公司必須為加州校園管理員強生（Dewayne Johnson）罹

患的淋巴癌症負責，並賠償 2.9 億美金（約 90 億臺幣），因為孟山都公司刻意隱瞞嘉磷塞的致癌毒性。臺灣目前並沒有重視嘉磷塞的毒性，甚至之前有意放寬嘉磷塞殘留量，經新聞披露後，所幸沒有闖關成功。[註10] 嘉磷塞已經證實可以殺死所有的植物及微生物，殘留在小麥、燕麥的嘉磷塞，食用後會改變我們的腸道菌叢，殺死好菌。

人體的 1 公克糞便之中，有 100 億的微生物，超過地球上的所有人口。這些住在我們身體裡面的眾多細菌，有許多的基因，藉由天然食物及生活環境得到的細菌，深刻地影響我們人體的基因表現。家人住在一起，也一起分享健康的細菌，多到戶外接觸大自然，從樹木、泥土之中接觸到的益菌，也會保護身體的健康。這就是近年來很熱門的表觀遺傳學（epigenetic）。

人體的基因表現不僅和身體的先天基因有關，和後天的細菌也有關。例如，飲食生活習慣差異很大的同卵雙胞胎，雖然小時候很像，但是老了以後，高糖飲食的雙胞胎之一會明顯變更老，因為高糖飲食改變了腸道細菌。另一方面，夫妻兩人雖然來自不同家庭，但是結婚之後，一同喜怒哀樂，朝朝暮暮分享細菌，長年累月，也會越來越有夫妻臉。

（註 10）https://www.newsmarket.com.tw/blog/123165/

當患者住院的時候，主治醫師巡房，通常第一句問安的話是：「今天排便了嗎？」因為人體躺在病床上，腸胃蠕動變慢，手術壓力大，自律神經失調，都會造成便秘。人體排洩物並不只是食物殘渣，更有粘膜分泌物及有益人體的細菌。我鼓勵病人平時補充益生菌，吃天然發酵的食物如泡菜、納豆、酸白菜等，重視食物的多樣性，在使用抗生素之後，更要補充益生菌，在肚子裡面養好菌，用千軍萬馬的細菌來保護腸道健康。

腸胃健康從口腔開始

許多病人有胃食道逆流的問題，一般人誤以為是胃酸過多，所以使用各種的胃藥，目前最強的胃酸抑制劑是 PPI（proton pump inhibitor）用藥物殺死泌酸細胞（Parietal Cell），就是分泌胃酸的細胞，讓它失去作用，本來胃酸酸鹼值是 2，服藥後變成 6，這中間差距的倍數是 10 的 4 次方（1 萬分之 1 的胃酸）。雖然很有效果，但是長期使用會有骨質疏鬆、肌少症、神經痛和失智的副作用。

增加腸胃力的方法之一，就是細嚼慢嚥，不但可以增加唾液，同時還有以下多種好處。咀嚼食物時，進食的訊息會傳導到大腦，大腦接收到訊息發出飽足感，讓你不會吃下過量的食物。相反的，狼吞虎嚥，腸胃不好消化，也

會吃進過量的食物。充分的咀嚼讓口水分泌，降低口腔酸性，減少蛀牙。細嚼慢嚥可以鍛鍊下顎力量，保護牙齦，讓牙床不會萎縮。細嚼慢嚥也會運動到臉部肌肉，可以減少皺紋，口腔運動同時可以活化腦部。細嚼慢嚥可以刺激副交感神經，降低緊張情緒，棒球投手常嚼口香糖，就是為了幫助消除緊張，提高臨場表現。

全方位提升筋膜健康

我研究自然骨科，一路尋找強化健康的基本原理，剔除危害因子。腦力、肌力和腸胃力這三個基本原則，要互相增強，息息相關。藉由肌肉筋膜的鍛鍊，讓大腦腦部掌控肌肉行動力。常常運動刺激腦力，建立連結，腦部與肌肉連結愈好，身體愈能正向循環。肌力回饋腦力，頭好壯壯！腸胃的好菌因為運動而蠕動良好，分泌更多的血清素，增加幸福感，幫助睡眠修復腦部，從腸道健康反饋到腦部健康。

總之，增加肌力、增加睡眠、增加腸胃力，掌握三增，腦部、筋膜與腸胃一起提升。手腳靈活，眼明手快，腸胃通暢，心情愉快，擁有身心健康的幸福人生。

第四章

三修：修呼吸、修皮膚、修口舌

　　大腦是身體最重要的器官，我們的回憶、經驗、慣性都和大腦有關，每個人的獨特性也是大腦所造就的。大腦如同肌肉，愈用愈靈光，愈用愈精明，一個持續用大腦的老人，會成為我們常說的「老先覺」。聖經裡的摩西就是這樣一位有智慧的老人，他持續為人服務，耳聰目明，活到120歲，而且死亡之前，眼睛沒有昏花，精神沒有衰敗，有充分的行動力可以爬到尼波山上觀看迦南地。

　　古時候的中國人以前計年以十天干、十二地支為單位，60年為一甲子，120年是二甲子為天年。人類生命的潛力可以健康地活到天年，所以臺灣人祝福老人家「勇健呷百二」，也就是健康活到120歲。「家有一老，如有一寶」，健康的老人，帶來家庭和樂，服務鄰里，安享天年。

修行是一種腦神經的鍛鍊

人體有 12 對腦神經，有不同的功能。以前我們在醫學院有一個背誦口訣：「一嗅二視三動眼，四滑五叉六外旋，七顏八聽九舌咽，十迷走十一副十二舌下」。

- 第一對，嗅神經，屬感覺神經，受器位於鼻腔粘膜，主司嗅覺。

- 第二對，視神經，屬感覺神經，受氣位於眼睛的視網膜，主司視覺。

- 第三對，動眼神經，屬運動神經，支配眼球轉動及瞳孔收縮。

- 第四對，滑車神經，屬運動神經，支配眼睛的上斜肌。

- 第五對，三叉神經，屬混合神經，感覺神經傳送臉部皮膚和粘膜的感覺，運動神經支配咀嚼肌及嘴巴底部的肌肉。

- 第六對，外旋神經，屬運動神經，支配眼外質肌。

- 第七對，顏面神經，屬混合神經，運動神經支配顏面肌，感覺神經傳送舌前部的味覺，另自主神經調節唾液。

- 第八對，聽神經，屬感覺神經，分為兩部分：一是耳蝸神經，傳送聽覺訊息；一是前庭神經，主司平衡。

- 第九對，舌咽神經，屬混合神經，其運動神經支配咽部肌肉，感覺神經傳送舌後味覺及咽部的感覺。並與迷走神經一起調節動脈壓和心跳。

- 第十對，迷走神經，屬混合神經，運動神經支配咽部肌肉及聲門。感覺神經傳送內耳道及內臟粘膜的訊息。
- 第十一對，副神經，屬運動神經，支配頸部肌肉。
- 第十二對，舌下神經，屬混合神經，支配舌肌與傳送舌頭的感覺。

其中，第一、三、五、七、十一對腦神經和我們的行動力、平衡感有關。透過本章的三修大腦體操，讓我們的頭腦愈動愈精明，讓我們的腦部活動與筋膜彈力互為加強。

修行核心在粒線體

生命現象反映在三部分，第一個是呼吸，第二個是體溫，第三個是飲食吃喝。這些都是生命的必需條件，也是修鍊的重點。

一般人可以 3 週不吃、3 天不喝，但是泡在冰水裡 30 分鐘會失溫，或是不呼吸 3 分鐘就有生命危險。這就是生命的脆弱性，唯有認識生命脆弱，才能夠讓生命變得強壯。為了維持生命的運作，身體需要許多能量，能量的主要來源是粒線體，也就是細胞的發電廠。所以，要鍛鍊身體，須從呼吸、溫度、吃喝這三方面進行有意識、有計劃、有智慧的修鍊。

當吸入氧氣，排出二氧化碳，正常的粒線體可以燃燒

葡萄糖，也可以燃燒脂肪。功能失調的粒腺體只能夠燃燒葡萄糖。一個葡萄糖在正常的粒線體可以產生 38 個 ATP（三磷酸腺苷，adenosine triphosphate），這是食物在人體經過一連串化學反應，被分解時所釋放的能量，會變成 ATP 的高能量化合物，並儲存於肌肉細胞之中，當 ATP 被分解的時候，就能夠提供能量作肌肉活動之用。如果一個細胞的粒腺體完全失去功能，那只能透過葡萄糖「發酵作用」產生 2 個 ATP，就會造成嚴重的疼痛，因為發酵作用會產生乳酸堆積，嚴重的話，最後甚至變成癌細胞。

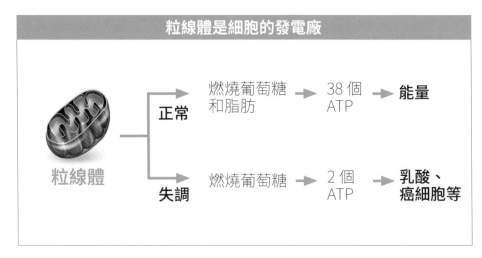

呼吸的兩個重點是，吐出二氧化碳，吸入氧氣。人體呼吸的決定因子是二氧化碳，因為二氧化碳會決定血液的酸鹼值，血液變酸的時候，人類的呼吸中樞就一定要啟動，將碳酸呼出，排出身體。所以，只要身體的二氧化碳排得夠乾淨，人體可以暫時停止呼吸。因為血液當

中的氧氣足夠人體維持 5 分鐘，不會造成大腦的傷害。

粒線體可以產熱，讓人體可以耐冷。人體藉著皮膚的溫度感覺，來調節身體的溫度。當人體接收到寒冷的訊號時，皮膚的豎毛肌會收縮，就會產生雞皮疙瘩。人體也因著寒冷的感覺，會減少對疼痛的敏感度。在寒冷過後，身體為了要修復受傷的組織，血管擴張會產生皮膚發紅發熱的現象，這就是所謂內熱的產生。冷刺激之後的血管擴張可以幫助皮膚的修復，讓皮膚更加緊實。

粒線體也可以藉著間歇性斷食得到訓練，如果一直吃東西，人體更新粒線體的效率將會變差。人體的原始設計本身就可以耐餓，所以要做耐餓的訓練。在 3 天斷食計畫中，做禱告、讓心情平靜，補充足夠的鹽分、水分，進行放鬆的呼吸法。24 小時之後，飢餓感就會消失，可以幫助身體分泌更多的生長激素，幫助肌肉生長、內臟細胞更新、身體復原。但是如果內心深處是壓力及緊張，產生的壓力荷爾蒙讓肌肉萎縮，就是反效果了。所以同一件事情，在不一樣的心情下也會產生不一樣的結果。

總而言之，粒線體就如同細胞電池，經過鍛鍊之後更有電力，是修行鍛鍊的核心。呼吸、冷刺激和間歇性斷食就是三個鍛鍊粒腺體的方法。

大腦的多巴胺與血清素

人類大腦控制快樂的因子叫做多巴胺，是讓我們產生快樂感覺的中心，也是藥物毒品成癮的中樞。多巴胺在大腦形成「正回饋」，刺激與快感成正比，越大的刺激才能產生更大的快感，越要越多，所以會有成癮性。

多巴胺控制腦部產生快樂的快感，社交媒體、食品公司利用這個機轉，讓人體產生快感、上癮、產生黏著度，可以創造最佳商業利益。

含糖食物很容易刺激腦部分泌多巴胺，有強大的成癮性。這就是為什麼很多人吃甜食會有快感，因為能迅速舒壓。

網路成癮也是。例如一開始使用臉書，貼文得到 100 個讚，會覺得很高興。習慣之後，要有 500 個讚才會覺得高興。想要更多回饋，花更多時間沉迷其中，但是「人心不足蛇吞象」，最後就算有 1 萬個讚也不會覺得很高興，這就是所謂的成癮性。由此看來，多巴胺所可以創造快樂感，但是快樂感之後常常是「空虛感」，而不見得是「幸福感」。

主管幸福感的還有另外一個神經傳導因子叫做「血清素」。血清素是「負回饋」的迴路，所謂負回饋，打個簡

單的比方就是這個位置不能沒有人，但是有人占據這個位置以後，就不再需要更多的人了。例如，嬰孩想要吃奶的時候需要媽媽，但是找到媽媽之後，他就感到安全、滿足了，不需要再找另一個媽媽。嬰兒在母親的懷裡吃奶的表情，就是「幸福感」。

人生追求的不只是快樂，更追求幸福，這種內心深處的幸福感，需要全能的造物主來填滿。以我為例，在我禁食禱告的時候，因專注於禱告，阻絕了外界的快樂刺激，暫停腦內的多巴胺分泌，取而代之的是主管幸福感的血清素。此時不但身體的飢餓感會消失，內心更會產出幸福感。

禁食禱告對個人健康十分重要，可以將身體的負擔清空，更是心靈的滿足感與幸福感的捷徑。

吃健腦好食物

腦部有一個特別的保護功能——血腦屏障，由血管和神經構成的屏障，能阻止有害物質經由血液進入腦組織，這也使得治療腦部疾病的藥物開發很困難，因為必須解決血腦屏障的障礙。

要健腦，我主張以食物取代藥物，用營養來提供腦部養分。大腦就像積體電路，電線傳導怕漏電，要有絕緣體包覆。大腦最好的絕緣體就是油，吃好油可以保護大腦，

我推薦患者吃椰子油、苦茶油、亞麻仁油、南瓜籽油、橄欖油。一天可以吃 30 至 50 CC 的油，倒 2 湯匙食用。吃油很容易有飽足感，就不會想再吃其他東西，反而可以控制體重。

其他有益大腦的好食物有綠藻、草飼牛肉、蛋黃、酪梨、堅果、漿果、魚油。最簡單、最親民的健腦好食物就是雞蛋，或是只吃蛋黃。蛋黃的膽固醇是個假議題，膽固醇並不會造成心血管疾病，反而是修補血管的功臣。唯一要考慮的是，如果是買格子籠飼養的生蛋雞產的雞蛋，飼主往往會使用抗生素以避免雞瘟，造成雞蛋有抗生素及重金屬殘留。此外考量到動物福利，可以選擇友善飼養的雞蛋，母雞心情好，下的雞蛋也會比較健康。

正向思考，心懷感恩

雖然我是個骨科醫師，不是腦神經科或精神科醫師，不過我也要主張，你的腦子有在用或沒有在用、有目的的使用或沒目的的使用、感恩的想法或抱怨的想法，大腦的狀況會差很多。

抱怨是毒，感恩是營養。一個人若都在說三道四、分別比較，去測量他的血壓和血流狀況，會發現數值很混亂。如果是個感恩的人，每天都為別人服務、為別人祝福，

他的腦部會分泌腦內啡、多巴胺，有幸福感，生理指數也會正向提升。

保持正向思維，服務利他，會讓你的大腦更活化，你的行動力持續，成為一個傳播愛的人。

保持健康就是一種修行，不斷地用心和自己的身體對話。健康的 6 個基本要素是：營養、運動、睡、陽光、空氣、水。修行的祕訣在於感恩，如果你用感恩的意念去經歷健康的 6 個基本要素，就會加分變成 6 個正向的健康基石：用心飲食、專注運動、放鬆睡眠、迎向陽光、珍惜呼吸、品味飲水。

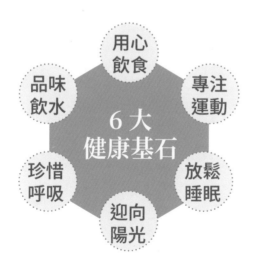

人的心意是決定身體感受的重要因子，所謂「心想事成」。所以要感恩自然界造就生態環境，有各種物動、植物、微生物互相依存。常存感恩的心，一天的生活就會喜樂，無論遇到任何事情都是上天最好的安排，所以身體的病痛本身也是一個修行的過程。我常常告訴患者，經一事長一智。人生的智慧常常是從病痛當中得到，生病的過程讓人增長許多智慧。智慧的來源是長存永恆的造物者，神創造人的靈魂生命是永恆，但是人的身體生命是短暫的。短暫的身體所經歷的苦楚，經由感恩的心，竟然成為淨化靈魂的成長動力。身體健康是上天的恩賜，而不是自我誇口的內容。身體病痛也是上天功課，讓人檢討調整，更追求靈魂的成長。

第一修： 修呼吸：吐氣、吸氣、停息

首先，把呼吸做好。人體的能量來自於氧化還原的燃燒反應，燃燒氫就變成水，燃燒碳變成二氧化碳。人體在37℃下，粒線體經由克式循環（Krebs Cycle），以一連串的電子傳遞鏈產生 ATP，也就是讓細胞產生能量。接受電子傳遞鏈的最後一環就是氧氣，沒有氧氣這一切的燃燒就會熄滅，電子傳遞鏈就會失去功能。沒有氧氣就會沒有生命。

身體可以使用氫和碳兩種燃料。氫燃燒之後產生水，身體的負擔比較少，因為水可以回收再利用。就如同北極熊在冬眠的時候，因為燃燒脂肪會產生水，所以並不需要喝太多的水。碳燃燒之後產生二氧化碳，會讓身體變成酸性，造成身體的負擔，必須將二氧化碳排出身體，血液酸鹼度才會平衡。

二氧化碳啟動呼吸

呼吸的重點是「呼」，也就是吐出汙濁的二氧化碳，其次才是「吸」，也就是吸入新鮮的氧氣。呼是出息，吸是入息。呼是付出，吸是接受。先要用力付出，才能欣然接受。吐故納新，舊的不去新的不來。呼吸的祕訣是用力地吐出二氧化碳，輕鬆地吸入氧氣。氧氣對人體而言並不

是愈多愈好，因為氧氣是雙面刃，過多的氧氣會造成過氧化物，也就是自由基，反而形成身體的傷害。我經常建議病患平常要補充維他命 C 等抗氧化劑，以防止身體的氧化與老化。

人體的呼吸中樞位於大腦腦幹（延腦）的部位，當呼吸中樞感受到二氧化碳濃度的上升，會啟動呼吸肌肉，將二氧化碳排出身體。以新生兒的呼吸發展為例，嬰兒需要和母親一起同步呼吸，因為母親的呼出的二氧化碳可以帶動嬰兒的呼吸中樞。親餵母乳和常抱或背著小孩的媽媽，其呼吸可以帶動嬰兒的呼吸，讓嬰兒跟著媽媽一起呼吸，可以降低嬰兒猝死的機會，並帶動嬰兒的大腦成熟。

吐酸法減少肌肉痠痛

二氧化碳也是身體疼痛的主因之一。我碰到的患者都有身體疼痛的困擾，疼痛是身體的警報器響了，表示身體組織當中有缺氧的情形，因為無氧呼吸的緣故，缺氧時身體會產生乳酸堆積。疼痛跟缺氧有直接的關係，當身體無法將酸性物質排出，就會造成身體局部的缺氧及疼痛。利用呼吸將身體的二氧化碳排出，讓血液呈現鹼性，可以中和身體的酸性物質，因而減少痠痛。

第一步，用力吐氣，排出二氧化碳

一般休息時的淺呼吸，呼吸量是 500 CC 的空氣，其中有 150 CC 在氣管及支氣管還沒有進入肺泡，無法進行氣體交換，稱為「死腔」。如果空氣進入肺泡，卻沒有血液灌流，也是沒有用，因為二氧化碳排不出來。如果不刻意做呼吸運動，也就是呼吸有 30%（150/500）是無效的。如果每次呼吸量增加到 1000 CC，死腔固定是 150 CC，就只剩 15%（150/1000）的呼吸是無效的。所以只要用心呼吸，增加呼吸量，可以輕而易舉地提升自己的呼吸效能。

身體在快速呼吸的時候，會用力的將二氧化碳吐出去，經過多次的吐氣交換之後，就將身體內的二氧化碳洗出來。如此就可以讓身體的血液鹼化，進而將組織中的酸性物質帶到血液循環之中，經由肝臟回收再利用，或經由腎臟解毒排出。人體是經由肝腎肺三個器官密切合作，來維持體內酸鹼值的恆定，肝腎的運作無法用意識控制，肝腎肺中唯一可以用意識控制是呼吸。呼吸就是一種內臟的運動，內臟功能好，人的生活品質才能夠提升。

做呼吸運動的時候，快速的吐氣可以增加肺部氣體的交換速度。用力吐氣可以增加腹部肌肉、肺部肌肉以及橫膈膜肌肉的收縮，促進軀幹的核心肌群鍛鍊。所以，用力吐氣是一種不必流汗的有氧運動。

　　所有的有氧運動都是藉著肌肉群的收縮，產生大量的氧氣、二氧化碳及熱能，身體用喘氣排出二氧化碳，用流汗來排出熱量。但是可以藉由故意快速呼吸，排出二氧化碳達到與有氧運動相類似的效果，不但可以充分的燃燒身體的脂肪，也不必流汗，更不會產生肌肉痠痛的症狀。過度運動會產生無氧呼吸，製造乳酸堆積，就會導致身體痠痛及運動傷害。

　　吐酸法的用力吐氣運動就是最好的有氧運動，只要刻意模仿跑步之後快速喘息的狀態，利用快速的吐氣運動讓整個肺部充滿氧氣，讓血液中的二氧化碳含量降至最低，此時身體的血液酸鹼值偏向鹼性，可以幫助身體排出更多的酸性物質，因此減少痠痛。

第二步，輕快吸入空氣

　　輕快呼吸可提高呼吸頻率，也就是每分鐘呼吸的次數。快速換氣可以讓血中二氧化碳的濃度迅速下降，因為用力吐氣、輕快吸氣之後，肺泡交換的頻率會上升，所以血液中氧氣濃度就會上升。但是血液的氧氣濃度上升並不代表周邊組織的氧氣交換會跟著上升，因為周邊的氧氣交換也是取決於二氧化碳的濃度。如果血液中的二氧化碳下降了，高濃度二氧化碳會流向缺氧的組織，氧氣會優先交換，血液變酸會增加氧氣從血紅素的釋放量。痠痛其實是

身體的一個自救過程。只要身體的循環變好，有足夠的氧氣供應，加上能夠把過多的二氧化碳排出，身體的痠痛自然就會好。

快速的吐酸法讓肺部的血液中的氧氣濃度上升，經由心臟將含氧血送到周邊組織中，紅血球要經過組織周邊的微血管將氧氣釋放給組織的細胞，這個步驟叫做內呼吸，透過內呼吸才能夠將氧氣提供給所有的細胞。微血管的管徑很小，紅血球需要變形之後才能夠通過微血管的小管徑，如果紅血球細胞膜的柔軟度及穩定度不足，就會造成紅血球的溶解，也就是紅血球的壽命變短，會對氧氣交換有所損害。

此外，末梢循環的紅血球要帶負電荷，這些負電荷可以來自於和天然地面接觸時，大自然所帶來的負電荷，充滿負電荷讓所有的紅血球因為負負相斥而彼此分開，粒粒分明的紅血球不會結塊、不會變成血栓，而且負電相斥的推力讓血液的回流加速。

紅血球中氧氣的交換和酸鹼值有直接相關，酸性越多，氧氣釋放越容易。組織周邊的呼吸是否能夠順利的進行，有一個很簡單的測試就是閉氣時間的長短。

第三步，拉長閉氣時間

人體在停息的時候，不再有新的氧氣進入，需要在周邊組織將所有的氧氣輸入到細胞裡面，這時候血液的酸鹼值如果偏向酸性，就容易將氧氣釋放出來。所以閉氣的時間越久，就表示紅血球在周圍釋放氧氣的能力越好。

進行吐酸法的快速呼吸之後，因為身體的血液呈現鹼性，事實上在周邊的組織因為鹼性的血液，會減少氧氣進入組織的能力，周邊的組織會呈現缺氧的狀態，這時候比較弱的細胞，就會因為氧氣不足而加速凋亡。細胞的粒線體是啟動細胞凋亡的開關，吐酸法在閉氣的時候對細胞來講就是一個考驗，比較弱的細胞會因此汰舊換新，這也是一種自我清理代謝的方式。

快速呼吸之後，身體嘴唇會發麻、頭暈，或是手腳發麻，這些都是血液鹼化、過度呼吸的結果。這時候要先停止呼吸，閉氣停息，讓血液當中的二氧化碳慢慢上升，麻木的感覺就會慢慢地退去，**身體的末梢循環及氧氣交換的能力也會因這樣的鍛鍊而提升。**

一般人閉氣時間在 30 秒以內，經過訓練可以延長到 60 秒以上，經由吐酸法的鍛鍊可以將閉氣時間延長到 120 秒。這個時候，大腦中的疼痛中樞也可以重新設定，**對於慢性疼痛的緩解會有幫助。**

在慢性疼痛的治療中，除了治療周邊神經之外，腦幹的疼痛中樞靠近呼吸中樞，可以藉著呼吸的鍛鍊，讓過度敏感的疼痛中樞藉著呼吸而釋放壓力，這也是患者可以自救的方法。

我常常鼓勵患者：「治療疼痛的大門鑰匙，在你自己的手裡。你自己從裡面打開，很快門就開了。別人要從外面破門而入，是困難的。」這個鑰匙就是呼吸。經過訓練，閉氣時間愈長越不容易變成慢性疼痛。因為疼痛是一種阻塞，阻塞造成缺氧，用吐酸法，可以很簡單地用呼吸，將血液的碳酸排出，而增加缺氧部位的氧氣釋放，進而減少疼痛。

呼吸淺快反而沒有效果

呼吸的深淺有不同效果，臺灣俗話形容一個人很喘，上氣不接下氣，會說「會圈雞，不會吹火」。以前農業社會，家裡養雞，每次要餵雞的時候，要發出咕嚕咕嚕的淺淺喉嚨音，吸引雞過來吃飼料，這就是淺呼吸。以前的農家用灶煮飯需要生火，這時候就要用力吹氣，把火焰變大，去露營的時候，用力吹火種，讓火勢變大，也是同理。

以上的形容應該可以分辨「圈雞」和「吹火」的差別。前者只有喉嚨，使用口腔力量不大，後者用到所有與呼吸

有關的肌肉，包含腹部的核心肌群，連臉部表情也都會用到。當我們只有淺短的呼吸，無法達到肺部肺泡交換氣體，造成身體疼痛更不舒服，而且會越來越緊張。我曾經有位患者，一直做淺呼吸，覺得很喘，因為越喘越吸不到氧氣，治療的方法就是引導他做有意識的「吹火」（腹部呼吸、丹田用力），讓呼氣量增加，呼吸自然就得到改善。

利用長吐息，讓吐氣的時間是吸氣時間的 2 至 3 倍。

練習吹火呼吸法：用嘴吐氣，用鼻子吸氣。

1、尖嘴，用力慢慢吐氣，數到 8。鼻子吸氣數到 4。呼：吸 =8:4=2:1

2、尖嘴，用力慢慢吐氣，數到 10。鼻子吸氣數到 4。

3、尖嘴，用力慢慢吐氣，數到 12，鼻子吸氣數到 4。呼：吸 =12:4=3:1

4、此時，呼氣和吸氣為 3 比 1，重覆做尖嘴，用力慢慢吐氣，數到 12，鼻子吸氣數到 4。

5、重覆 10 次。如此可以讓交感神經啓動，肌肉放鬆、內臟修復。

肺部深層的氣體交換需要時間與壓力，尖嘴吐氣，用力一點，停留時間長一點，可以幫助肺泡打開，促進微血管交換氧氣。在日本風行一種「吸管美顏術」，就是利用

吸管練習吐氣，可以延長吐氣的時間，用吸管是用鼻子吐氣時間的 2 倍。尖嘴吐氣，可以達到深層的氧氣交換，也能運動到臉部的肌肉、撫平細紋、加強表情肌。

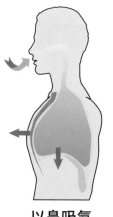
以鼻吸氣

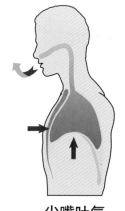
尖嘴吐氣

　　長吐息的運動，可以達到效率較好的氣體交換，讓肺動脈的缺氧血，在肺泡的微血管有充分時間交換，流回肺靜脈的充分含氧血，達成呼吸的新陳代謝。

長吐息就是用力「有出息」

　　長輩們都希望兒女們「有出息」。呼吸就是出息入息，生命的長度就是一息接一息的累積。所以，生命的真相是一息尚存，一息不接就斷氣了。吸氣啟動交感神經，心跳加速；吐氣啟動副交感神經，心跳變慢。我們出生時，吸了一口氣，開始緊張的一生；死亡的時候，吐出最後一口氣，終於放下一切重擔。這一生追求的「有出息」就是有付出、有分享，付出越多，享受的越多。

　　在日常生活之中刻意讓自己控制吐氣，延長吐氣的時間，可以讓自己的副交感神經活化，可以更加享受每一口氣。所以呼吸的重點在「呼氣」，讓自己刻意在乎每一個

呼氣，都是用心的吐息。讓自己的每一口氣都用心盡力「有出息」。

人體只有在吐氣的時候才能發出聲音，吐氣時再配合口腔及嘴唇的變化，就發出五個不同的音。在我的第二本書《骨科自癒地圖》中，教導大家「五音健康操」，藉著發音加上動作，活動我們的上肢、下肢與中軸。利用 IAUEO（ㄧㄚㄨㄝㄛ）五個母音，結合臺語的五個動物，設計成兩個上肢（鷹、鴨）、一個中軸（龜）、兩個下肢（雞、虎）的「五音健康操」。如同華陀的五禽戲，五音可以通五臟，發音刺激腦部語言中樞，也可以活動全身筋骨。

慢慢說話能夠讓人放鬆

說話時，要慢慢說，呼吸、吐氣的時間會變長，如此就能夠放鬆身心。激動快速地說話，會讓人血脈賁張，反而造成更多的傷害。所以聖經說：「你們各人要快快地聽，慢慢地說，慢慢地動怒，因為人的怒氣並不成就神的義。」（雅各書 1:19）

人在激動的時候，呼吸變得急促、緊繃，生氣的時候總要據理力爭，證明自己是對的，站在正義的一方。這種感覺讓人的情緒得到發洩，但是人的怒氣不能成就真正的美與善，反而造成更多不必要的麻煩。大家小時候都聽過

北風和太陽的故事，怒氣就像北風，讓人更加防備，抓緊了衣領來保護自己。溫柔就像太陽，讓人感到溫暖和安全感，因此脫下了防備的外衣，能夠感受到陽光溫暖，接受陽光的生命力。

因此當感覺到情緒激動的時候，先調整呼吸，讓呼吸變慢，再慢慢地說話。專注於當下，選擇合適的表達說法，以免一時口不擇言，造成更多的傷害。怒火會燒出許多煩惱，因此回答柔和、有智慧，可以消化怒氣，解決問題。如聖經中所說「回答柔和，使怒消退；言語暴戾，觸動怒氣。」（箴言 15:1）

歌唱能夠讓人放鬆

比起說話，歌唱的時候，吸氣極短，吐氣更長，每個樂句都是一個很好的吐氣訓練。正因吐氣比吸氣長許多，所以副交感神經更加活躍，唱歌會讓人感到放鬆。歌唱是人類感情表達的管道，音樂對於大腦的鎮靜安神很有幫助。自古以來，宗教崇拜就以音樂來安定人心。

歌唱橫膈換氣法

我參加悅聲合唱團，在賴滿足老師的指導下學習歌唱橫膈換氣法，就是將橫膈膜往左右前後打開。橫膈膜是一個呼吸的重要肌肉，位於胸腔的底部、腹腔的上部。為了快速吸

氣，讓歌唱時聽不見換氣的聲音，整個橫膈膜一直維持最大的左右及前後的張力，如同一個有張力的鼓皮，如此一來就能夠讓口腔的聲音產生共鳴。換氣的時候，保持橫膈膜的張力不要放鬆，如同一個打開的圓盤，將肋骨撐開，這時候，只要一停止出聲的瞬間，因著橫膈膜的保持負壓，空氣會非常快速地從口鼻一起進入身體，幾乎沒有吸氣的聲音，如此一來，唱歌樂句之間，幾乎聽不到換氣的聲音。悅聲合唱團每一位團員都熟悉這樣的呼吸法，每次公演也以這樣的呼吸法演唱，大家一起學習享受歌唱的喜悅。

我平常也會將橫膈換氣呼吸法應用於看診時，可以讓講話變得很輕鬆，就算講一整天的話，喉嚨也不會沙啞，因為共鳴的支撐點不在喉嚨而在於橫膈膜。讓橫膈膜向左右前後打開，頭頂向上，尾骨微收，整個身體的張力，如同吉他的鋼弦，有張力、不走音。說話時身體的腹腔、胸腔、頭腔一起共鳴，說話如同唱歌，氣長、氣足，不費力。

轉眼呼吸法

腦神經 12 對，眼部的神經占 4 對（第二對是視神經、第三對是動眼神經、第四對是滑車神經、第六對是外旋神經）。眼睛是靈魂之窗，有 1/3 的腦神經都經過眼睛，所以上下左右轉眼珠子的運動是最好的大腦體操。我們可以配合呼吸和停息，變成一個轉眼呼吸運動。

眼睛向上看，吸氣。眼睛向下看，吐氣。保持吐氣比吸氣時間長兩倍，以此作為平常不說話時呼吸的頻率。

吸閉吐掙 4482 呼吸法

1、吸：閉目吸氣，眼球向上轉到最高，數到 4。

2、閉：閉目閉氣，眼球向下轉到最低，身體要放鬆，享受這一口氣。數到 4。

3、吐：閉目吐氣，眼球向左右轉動，左 1 右 2 重複轉動，數到 8，核心肌群用力，請盡量吐出所有的氣。

4、掙：閉目掙氣，眼球回正不動，雙手臂左右外擴，橫膈膜用力撐開，如同要掙脫梱鎖，讓身體產生吸力，閉住氣門，數 1，2。之後吸氣，此時會有大量新鮮的空氣進入身體。

以吸閉吐掙 4482 的順序。做 10 個循環，通常就能感受到身體的放鬆。如果不能夠放鬆，將速度變慢，再做 10 個循環，一直到身心放鬆為止。

閉著眼睛，左右轉動眼珠，比較不會產生不舒服的暈眩感。

讓身體習慣這種吸閉吐掙的呼吸，可以讓自律神經平衡，有助於平衡現代人緊張繁忙的身心。

呼吸是快速有效的放鬆方法，沒有副作用，隨時可進行。大家不重視呼吸法，是因為沒有去練習與實證體會呼吸的神奇功效，只要願意去做，會感受到呼吸法的奇妙。

急病慢醫

許多病都是因為個性「急」造成的，所以要用「慢」來醫治。急病慢醫的第一步，就是讓呼吸頻率變慢，進而讓副交感神經的功能上升，讓身體修復能力變強。要放慢呼吸頻率，最簡單的方法就是讓吐氣的時間變長。通常，人的呼氣和吸氣是 1：1。人體緊張的時候，呼吸淺快，甚至不敢呼吸，而狀況解除之後，會鬆一口氣。

仰天吐信，防止吸入性肺炎

12 對腦神經，舌頭的運動及感覺占 4 對（第 5 對是三叉神經，第 7 對是顏面神經，第 9 對是舌咽神經，第 12 對是舌下神經束）。如果加上吞嚥功能的 2 對腦神經（第 10 對迷走神經，第 11 對副神經），轉舌頭、吞嚥口水、不會嗆到的動作協調，就要用掉 6 條腦神經的資源。臺灣老阿嬤養小孩說道，「囝仔人，4 個月才會收涎。」（小嬰兒 4 個月才會吞口水），嬰兒先從抬頭開始訓練，再發展吞口

水不會嗆到的協調訓練。抬頭有助於提升呼吸道通暢，咀嚼時氣道通暢、用鼻子呼吸，而且不能說話，以免嗆到。喝液體時，抬頭可以讓頸椎向後仰的曲線回復，也讓脖子前方的肌肉皮膚張力上升，吞嚥時就比較不會嗆到。

如果舌頭不夠靈活，又長期低頭，很容易呼吸變淺短，而且一旦嗆到就容易變成吸入性肺炎。為了鍛鍊吞嚥肌肉群，可練習小時候常做的吐舌頭遊戲。因為用力吐出舌頭，可以拉動人體解剖列車的深前線，可以連動心臟、肺臟、腸胃到腳底。

作法

用一條毛巾放在頸部的中央，喉結的正後方。雙手向前平拉，頭向後仰，舌頭向上伸展吐出口外，舌尖向鼻子的方向勾起。1 次持續 15 秒，每 3 次為 1 回，大約 1 分鐘。吞嚥困難的人飯前至少做 3 回。一般人保養至少早晚做 1 回。

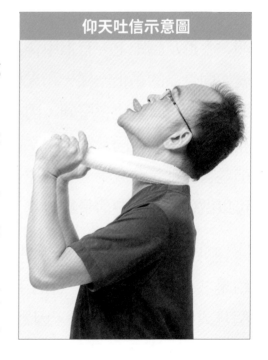

仰天吐信示意圖

第二修： 修皮膚：冷刺激及油修復

「皮實甲華」指的是：「皮膚緊實，指甲華麗」。

皮膚是身體最外面的一層保護，可以真實的反應身體狀況。筋骨皮肉是連在一起的運動組織。古代練功夫的口訣：「內練一口氣，外練筋骨皮」。「氣」代表著呼吸循環以及意念堅定，外在的筋骨皮肉其實只是內在的表現而已。真正的健康不只在乎外在的動作控制，更要追求內心的意念澄清。身體的鍛鍊和心性的修行是一體的兩面。

皮膚藉由筋膜系統和骨頭肌肉互相連結，在骨架的末端、手指及腳趾上，有指甲作為保護。指甲生長板角質化，就如同骨頭的鈣化一樣，和末梢的微循環很有關係。如果指甲長得硬，骨質也會堅硬，因為筋膜系統的營養健全，骨質和指甲生長的共同營養是膠原蛋白、維他命C以及正矽酸。這些營養都是合成第一型膠原蛋白的基礎物質。因此，指甲可以做作為一個評估骨質疏鬆、肌少症的重要指標。

腳趾甲的更換速度大約是半年，手指甲的更換速度大約是3個月，所以看患者的手腳指甲狀況，就知道他近3個月或半年的營養狀況。因為人體製造指甲需要很多的礦物質、蛋白質及微量元素，如果指甲長得光澤完整，代表

營養充足，不容易發生骨質疏鬆症和肌少症。

皮膚可活化維他命 D3

皮膚可以讓維他命 D3 活化，皮膚不但有免疫功能，更有內分泌功能，因為維他命 D3 在身體裡面的功能，比較像內分泌荷爾蒙，極微量就能影響全身的器官和免疫力。曬黑了也是一種健康的表現。就如聖經所羅門王所描述的美女，在葡萄園工作曬黑了皮膚受到輕視，但是健康就是美麗，「耶路撒冷的眾女子啊，我雖然黑，卻是秀美，如同基達的帳篷，好像所羅門的幔子。」（雅歌 1:5）

皮膚緊實需要冷刺激

皮膚的緊實需要經過鍛鍊，如同肌肉需要重力訓練，皮膚需要的是溫度訓練，特別是冷的刺激，能夠加速皮膚的血液循環，提升皮膚的緊實度。皮膚緊實，才有足夠的張力撐起身體的骨架，如同合身的皮衣。

皮膚的緊實可以提升人的精神力跟專注力，也可以促進皮下褐色脂肪的生成，加速身體的代謝能力。

冷可以止痛

冷刺激另外一個好處，就是可以減少疼痛感。因為冷

可以消腫，也可以抗發炎，在冷的環境之中，血管會收縮，可以令皮膚的水腫減少。而疼痛感的神經訊號傳播的速度沒有冷的速度快，所以冷的感受可以減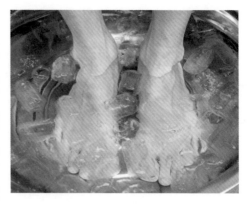少疼痛感。冷可以幫助身體重新定義疼痛的敏感度，只要疼痛的敏感度改變，人體對疼痛的忍耐度也會慢慢提升。愈不怕冷，也會愈不怕疼痛，因為身體的粒線體會越來越強壯，越來越能夠產生能量去抵抗疼痛刺激。

冷可以引起自律神經反應

以冷熱刺激皮膚，會引起身體自律神經的反應。

皮膚會調節體溫，讓人體維持恆溫。在高溫的時候，皮膚會藉由流汗讓身體冷卻。在低溫的時候，皮膚會收縮，豎毛肌、血管收縮，減少發炎反應，減少流汗，減少體溫下降。冰刺激可以消腫止痛，但是畢竟是有凍傷的傷害，所以之後血管會擴張產生更多的熱，加速血液循環來修復組織。這時候要額外補充來自椰子油的飽和脂肪酸，可以以椰子油擦拭皮膚，經皮下吸收，修復皮下組織。

　　脂肪細胞是維持生命、儲存能量的重要細胞。脂肪細胞大致分成兩類：第一類是單純儲存能量的白色脂肪，通常位於內臟器官，防止身體因為飢餓、長期沒有食物而餓死。第二類是褐色脂肪，位於皮下組織，可以產生熱量而讓身體不因為失溫而冷死。脂肪在顯微鏡底下呈現褐色，褐色脂肪當中有許多粒線體，也就是有燃燒脂肪的能力，可以藉由脂肪產生更多的熱量。

　　嬰孩在出生的時候，皮下有豐富的褐色脂肪，讓他們能夠不怕冷，免於失溫，燃燒脂肪免於飢餓。同時，有比較強的免疫力，可以阻擋細菌的攻擊。隨著年紀增長，因為缺乏鍛鍊而漸漸消失，到了老年，只剩下很多白色的內臟脂肪，而皮下褐色脂肪很少。

　　大家常開玩笑說，「有一種冷叫做阿嬤覺得你很冷」。阿嬤因為皮下脂肪少，很容易感覺寒冷，但是孫子因為皮下褐色脂肪很多，通常覺得很熱，也就是臺語所說的「小孩子，屁股三斗火」。

　　按照阿嬤的身體特性，阿嬤得多穿衣服。至於孩子，可以先問一下：「你覺得冷嗎？」如果小孩子不覺得冷，不要穿太多衣服，讓小孩子去跑跳，他們自己就會產生許多熱量，如果衣服穿得太多，導致大量流汗，流失太多熱量，反而容易感冒。量才適性，按著每個人真實的狀況、

感受，來調節生活習慣，才是最好的照顧方法。

皮膚緊實可強化免疫系統

朗格漢斯皮膚細胞（Langerhans cell）當中有很重要的免疫細胞，是一種巨噬細胞，可以偵測到所有入侵皮膚的外來物質、病菌病毒，可以移動到淋巴結，經由免疫反應，製造許多抗體，也可以讓自然殺手細胞產生細胞的免疫反應。這種巨噬細胞就是人體的先天免疫力，它可以因應環境隨時變化，依據每一個人不同的特性，製造你所需要的抗體。只要免疫力夠強，就可以抵抗所有入侵的物質。

但是這個免疫細胞的威力在高糖的飲食、過度保暖的環境下被大幅削弱。這也是現在人比起古代人吃得更多更營養、穿得更暖更舒服，但生病比率卻不斷上升的原因。

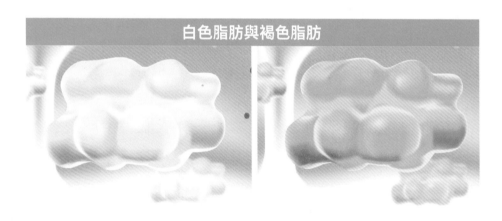

白色脂肪與褐色脂肪

白色脂肪 位於內臟 ➡ 儲存能量　褐色脂肪 位於皮下 ➡ 燃燒脂肪

因此要加強我們的免疫力，最重要的就是強化自己的皮膚，因為皮膚是人體面積最大的器官，也是人體免疫力最重要的保護牆。

對皮膚有幫助的營養

維他命 C

皮膚底下的膠原蛋白合成，需要維他命 C 作為輔酶，沒有維他命 C，膠原蛋白的合成就會出問題。所以，長期缺乏維他命 C 就會造成皮膚鬆弛，甚至傷口裂開。另外一個造成維他命 C 缺損的主要原因是抽菸，抽菸會讓身體抗氧化能力及膠原蛋白的穩定度下降。在疼痛時，適量補充維他命 C 可以讓皮膚變得緊實，筋膜健康，疼痛也可以緩解。

正矽酸

正矽酸是身體產生緊實膠原蛋白以及筋膜健康的必要營養素。矽的功能就是讓膠原蛋白產生交叉鏈結（cross link），如同將 10 根筷子綁在一起，更不容易折斷。有健康的膠原蛋白，骨質疏鬆會改善，肌肉痠痛會變好，頭髮不易脫落，皮膚緊實，指甲堅固華麗。

椰子油

椰子油在皮膚的保養上有很神奇的修復效果，因為椰子油的中鏈脂肪酸可以經由皮膚吸收，將椰子油抹在皮膚上面，經過 15 分鐘就可以吸收，而且抹過椰子油的皮膚，筋膜比較不會沾黏，對於手術後的傷口也有減少沾黏的作用。這些年來，親眼看到許多患者利用椰子油，讓皮膚的緊實度上升，皮下脂肪增加，愈來愈不怕冷，更親眼目睹了許多 80 幾歲的老人家，皮膚回春，膚若凝脂的奇妙見證。

知「足」常樂

我常說，要看一個人健康與否，「知足就好」——看腳的狀況就知道。腳趾頭是離我們心臟最遠的地方，從足部的指甲、皮膚的呈現狀況，就可以知道這個人的身體循環好不好。我喜歡看患者「臉金金，腳皺皺」，臉皮很光亮緊實代表氣色好，腳皮有皺紋，表示沒有水腫。如果這個患者是「臉皺皺，腳金金」就不好了，表示他的腿部有水腫，末端循環不良阻塞了。

顧臉皮也要顧腳皮，還要接地氣

我很在乎患者的足部健康，有灰趾甲表示被黴菌感染，雖是小地方，但若不處理，日後碰到傷口感染或免疫

力下降，容易變成蜂窩性組織炎或敗血症的開端。腳皮上的雞眼、硬皮會影響足部血液循環，也要清潔並去除硬皮。我的患者會定期來診所修整清潔趾甲，平日在家就用椰子油塗抹腳趾。

用椰子油塗抹腳背、腳趾，這動作有點像鑽木取火，要用心搓揉，連同腳掌、腳背和小腿。椰子油可以消炎，不利黴菌滋生，修復足部皮膚。照著做的 80 歲阿嬤，灰趾甲痊癒，而且小腿及足部皮膚厚度增加，耐冷耐磨，滑潤溫暖，彷彿 18 歲年輕的小姐。

一個成年人全身有 206 塊骨頭，雙腳就有 56 根骨頭，超過人體的四分之一。腳部維持我們的平衡與行動力，是個複雜精密的設計。我們花時間照顧臉皮是為了要能「見人」，也要撥一點時間照顧腳皮，為了能夠「見地」，腳踏實地穩步前行，更要懂得清潔自己的心，為了能夠「見天」。如此天地人兼顧，才能享受健康的人生。

天冷時穿襪子、穿包覆的鞋

天氣冷的時候，我們想讓身體熱起來，要靠運動、活動。肌肉是我們的發電廠，身體動起來，就會發熱。不過，我發現臺灣人有個習慣是喜歡穿涼鞋，東北人在天氣冷時的保暖方法是「人參，貂皮，烏拉草」，其中烏拉草是放

在鞋底防止足部凍瘡的保護墊，因為足部離心臟最遠，最容易產生血栓凍傷。臺北的冬天其實也很冷，但是街頭上人們常見的打扮卻是「圍巾，外套，夾腳拖」，上面穿得很保暖，下面卻是涼鞋或夾腳拖。足部受涼，腳溫偏低，腿部循環不好，就容易水腫或關節疼痛。

患者來我的診所，我們會測量他們腳溫，額溫攝氏 37 度，腳溫應該維持在攝氏 32 度是比較理想的，低於這個溫度，就代表腿部循環的效率差。有時兩腳冰冷，溫度只有攝氏 22 度，這種情況的患者通常都會合併自律神經失調的問題。建議大家，養成穿襪子的習慣，穿包覆性強的鞋子，保持腳部溫度，促進末梢循環，保護足部安全，避免受傷。

第三修： **修口舌**

　　古時候，唾液被稱為是「金津玉液」，現代科學研究證實，口水除含有水分外，還含有人體健康必需的酶、球蛋白、磷酸鈣、胺基酸、鉀、鈣、氯等多種成分，這些都是對人體有益的物質成分。

　　保持口腔內口水流動，可以清潔牙齒、抗菌、幫助消化。藉由口腔的口水運動，可以刺激經過臉部的腦神經，形成正向反饋。

胰臟勞動基本法（間歇性斷食）

　　因為胰臟在消化過程中扮演非常重要的角色，分泌重要激素：有外分泌的功能，也就是分泌澱粉酶、蛋白酶、脂肪酶；也有內分泌的功能，分泌降低血糖的胰島素也就是乙型細胞（β- 細胞），也有分泌升糖素的甲型細胞（α-細胞）。只要進食胰臟就要工作，胰臟的工作時間太長，就會過勞。為此要制定飲食的胰臟工作基本法，以免胰臟過勞而導致胰島素阻抗。凡是只要吃大量的固體，身體就需要胰臟分泌大量酵素，包括蛋白酶、脂肪酶、澱粉酶。胰臟酵素的活性與身體消化道的酸鹼值有關，體內胃酸分泌不足，就會造成胰臟酵素活性的下降。

不吃固體

第一條,減少胰臟的工作時間。

第二條,降低胰臟的工作負擔,補充胰臟消化酵素。

第三條,增加胰臟單位時間內的工作酬勞。

喝液體

第一條,禁止含糖飲料,包括果汁、牛奶。因為蔗糖、果糖、乳糖都會造成胰島素上升及胰島素阻抗。

第二條,喝白開水補充流失的水分。

第三條,可以喝鹹湯,補充電解質,如肉湯、魚湯、大骨湯、雞精、雞湯等。

胰臟勞動基本法和斷食最主要的不同,就是雖然不能夠吃固體,但是可以喝液體。原因是吃固體食物,需要消耗較多胰臟消化酵素,只要減少胰臟消化酵素的使用,就符合以上勞動基本法的飲食方法。這種飲食方法不能夠吃太多的加工食品,因為加工食品會添加許多加大胰臟消化負擔的東西。換句話說,從工廠出品的食品、經過包裝的食物,都不適合食用。

許多長期使用胃藥的患者會有消化酵素不足,也就是

胰臟功能退化的現象，他們需要隨餐額外補充消化酵素。但是，最重要的一件事情就是要少吃高糖的食物。

胃酸夠多，才能夠刺激十二指腸的細胞分泌膽汁分泌素 CCK（cholecystokinin），並刺激胰臟分泌胰液，分泌鹼性的碳酸氫鈉（Sodium bicarbonate），中和胃酸，讓消化酵素能夠在鹼性的環境當中充分運作。如果吃了降胃酸的藥，就會造成胃酸分泌不足，消化道食糜經過十二指腸的時候，無法刺激膽汁分泌素 CCK 的分泌，就無法分泌足夠的膽汁、胰液跟消化酵素。膽汁分泌素 CCK 分泌不足，也不容易有飽足感，會一直想要吃東西，沒有胃酸，反而容易肚子餓。適量的油脂也會提高膽汁分泌素 CCK 的分泌量，可以增加飽足感，也可以減少胰島素的分泌，讓血糖平衡，減少胰臟內分泌乙型細胞的工作負擔。

注意在吃固體的時候，要補充胰臟的消化酵素，也就是澱粉酶、蛋白酶、脂肪酶。胰臟消化酶就如同廚房的剪刀，將大分子剪成小分子，在胃及十二指腸可以完全消化蛋白質，變成胺基酸從小腸粘膜吸收。如此一來，小腸粘膜的破損減少，小腸的免疫系統可以減輕負擔。因為所有的異常蛋白質都是帶負電荷，在胃部有足夠的胃酸正電荷之下，將蛋白質變形（protein denaturing），原本螺旋

交疊的蛋白質，才能打開成為線形的結構，被接下來的膽汁、胰液和消化酵素一段一段地剪開，最後經由小腸絨毛吸收成為滋養身體的養分。

但是如果吃胃藥，造成胃酸的分泌不足，會造成蛋白質無法被消化。在小腸無法吸收的蛋白質變成食物過敏原，造成嚴重的小腸發炎反應，也就是腸漏症。所以就有許多死亡的腸粘膜加上之前不能消化的食物蛋白質，就如同發臭的肉塊一樣進入大腸，然後變成很臭、黏在肛門及馬桶的大便，我們得用鹽酸來清洗馬桶，除掉這些廢物及不正常的蛋白質。其實胃酸的主要成分就是鹽酸，也就是氫氯酸。我們所吃的鹽是氯化鈉，除了維持血壓及滲透壓的鈉離子之外，最重要的氯離子，也是胃酸的重要原料，更是白血球產生次氯酸殺菌的重要成分。所以吃牛排時一定要配足夠的鹽，才能夠順利消化，而且我們的舌頭喜歡鹽的味道，因為它是消化吸收的重要營養。

胰島素分泌細胞的脆弱性

人體能夠分泌胰島素的乙型細胞，總重量只有 2 公克。這些乙型細胞如果過勞而造成功能失調，就會罹患第二型糖尿病。我們吃太多糖類或碳水化合物，會使珍貴的乙型細胞勞動過度。

目前的食物加工品以穀物為主，小麥會造成乙型細胞過度的負擔。因此我們不要一次吃太多的碳水化合

推薦觀看：
碳水超載：
吃到死的文化

物，以避免胰臟內分泌過度的負擔，也不要一次吃太多東西，以免造成胰臟消化酵素的消耗。加工品當中，含有太多的加工植物油，會造成身體的發炎。人類歷史上從來沒有像這個時代有這麼多樣的食物，也沒有這麼高熱量的食物，這麼高頻率的進食次數，這麼高比例的肥胖人口。因為食物加工的過程添加了太多的化學物品，加工食品中的主要原料就是植物油、糖及麵粉，這3樣東西組合起來，剛好就是胰臟負擔的主要原因。在此推薦大家到 Youtube 上觀賞一段「碳水超載：吃到死的文化」之紀錄片，裡頭對此議題有詳細的說明。

胰臟勞動基本法的目的，是讓身體能使用儲存的脂肪，同時要有足夠的間隔時間，產生飢餓，身體才會燃燒脂肪。身體胰臟的甲型（α）細胞，可以分泌升糖素，讓血糖上升，這是相對於乙型（β）細胞分泌胰島素讓血糖下降的功能。

粒腺體可以燃燒脂肪，也可以燃燒葡萄糖。北極熊在冬眠的時候就是利用身體的脂肪燃燒產生足夠的熱量及水

分，所以他們可以長時間不用進食。人體在長時間斷食的時候，也是利用脂肪來維持身體的熱量。原始的人類，原本就只有一天吃一餐，因為農業的發達才演變成一天三餐，在現代的工業化社會，因為許多包裝好的加工食品，所以人類攝取的食物就過量了，進食不光是為了止飢，更多是為了滿足口慾。人類失去了長時間斷食的機會，所以沒有機會燃燒自己身上儲存的脂肪，脂肪的堆積造成脂肪肝，進一步導致肝門靜脈循環受阻，使得胰臟的血液回流受到阻礙，因此產生代謝性疾病。

若長時間斷食，人體累積的肝糖會使用完畢，這時候人體能不能夠燃燒身體儲存的脂肪，其關鍵點在於胰島素濃度的高低。當人體的胰臟因為過勞產生胰島素阻抗時，人體即使肝糖用完，也沒有辦法燃燒脂肪。要大量減少胰臟及肝臟消化食物的工作時間，也就是減少吃固體食物的時間，才能夠將胰島素分泌減到最低，方能夠將脂肪燃燒。因此有胰島素問題的患者，先從 8 小時的消化時間做起，慢慢地將胰臟工作時間減少到 6 小時、4 小時，甚至是 2 小時。一天當中，從三餐變成兩餐，甚至只有吃一餐，以減少內臟消化工作負擔。如此一來，肝臟就有機會去修復身體比較虛弱的組織。如果肚子餓了，為了要讓胰島素的分泌減少，可以喝不讓胰島素上升的液體，例如無糖茶、黑咖啡、魚湯、肉湯、蔬菜湯、大骨湯等。

少吃，身體的自噬能力會上升

身體自我修復的能力稱為自噬（autophagy），這是身體自癒力的表現。身體會將老化的細胞回收再利用，身體在缺乏資源的時候，回收機制會更加強，身體將破損的細胞重新拆解，組成新的細胞。這些回收的功能最主要運作的地點是在肝臟，如果身體一直吃東西，就會削弱肝臟修復的力量。

肝臟修復的時間最主要是在晚上，因為晚上沒有吃東西，所以我們人體才會利用睡眠的時候加以修復。進行間歇性斷食的目的，就是讓身體修復的時間拉長，消化吸收的時間變短。我們要明白，身體不只需要進食，身體也需要空腹，吃的時候是在合成吸收營養，空腹是在整理分解受傷的細胞。在飢餓感和飽足感之間須取得平衡，一直吃東西，身體就沒有時間去整理。如同住在一間房子裡，主人一直買東西，整個房子堆滿物品，沒有時間整理，不只儲存櫃，甚至連椅子、床上、走道都堆滿東西，造成寸步難行、生活不便。此時最重要的是把東西清掉，而且不可以再買東西。

所謂的代謝性疾病，其實就是吃太多、太頻繁吃加工食品所造成的疾病。解決之道就是不要吃太多量，而且不要吃太多次。只要經過 3 個月到半年，身體能夠清理掉多

餘的垃圾，就可以恢復一般的飲食。飲食的同時也要考慮身體的代謝狀態，如果代謝的速度變慢，就要少吃，如果身體的代謝需求變快，就要多吃。

一般而言，青春期的孩子要多吃蛋白質、優質油脂及適度澱粉，一天可以吃 3 次，有助他們生長足夠的肌肉及身高。但是 40 歲之後的中年人，因為基礎代謝率下降，吃太多就容易生病，這時候就要實行間歇性斷食，把用餐的時間限制在 8 小時之內，用餐的內容以蛋白質和健康油脂為主，減少精緻碳水化合物的攝食。青少年階段，身體需要加法，需要更多的營養來幫助成長，中年以後，身體需要的是減法，需要有更多的空腹時間整理自己的身體，而不是一直吃東西造成身體的阻塞。

加法是能力、減法需智慧。能力是有所為，智慧是有所不為。 50 歲之前的人生，是加法的能力表現，似乎是越多越好，什麼都要有。50 歲之後的人生，是減法的智慧表現，去蕪存菁，留下最重要的，其他都可捨棄。養生之道，其實就是上天的智慧與能力，也在自己身體上的具體表現。

禁食禱告

聖經說，「親愛的兄弟啊，我願你凡事興盛，身體健壯，正如你的靈魂興盛一樣。」（約翰三書 1:2）身體鍛

鍊和心靈的修行是相互結合，息息相關。養生本來就是一個敬天愛物、己達達人的修鍊過程。要達到身心淨化的目的，禁食禱告是自古以來最好的方法之一。

禱告是心靈上的清理，將所有的憂慮卸給神，祈禱提升了心靈的力量，用信心領受了從神而來的愛心，有智慧、有能力、願意分享。一週至少有一餐禁食禱告，一個月至少有一天禁食禱告，一年有一回實踐兩天以上的禁食，讓身體充分休息。就如同年度大掃除一樣，身體需要自我清理。身體和心靈都需要一個歸零的動作跟時間。原始人體的設計，本來就不是每天有東西可以吃，因為打獵時代，並非每天都能確保有獵物，為了因應這些情況，我們的身體設計就是能耐得住飢餓的，人體的脂肪儲存可以忍受兩週以上的飢餓。

自古以來，靈性的修行需要禁食禱告。現代人生活煩躁，大腦受到太多刺激，更需要禱告，讓繁忙的大腦得到休息，禁食禱告也讓繁忙的消化系統得到休息，一舉兩得。我自己因 B 型肝炎造成脂肪肝多年，也是藉著禁食禱告得到完全的醫治，感謝主耶穌的看顧，不但醫治脂肪肝，甚至連 B 型肝炎都不見了。這是神莫大的恩典，也願神眷顧每一個相信真理、身體力行的人。

間歇性斷食如同清理手機儲存空間

手機的儲存空間已滿，造成運轉速度下降，首先要把儲存的檔案刪掉一些，有了儲存空間，手機的運作效率才會提高。現代人的代謝性疾病就是身體的熱量儲存空間滿了，比如脂肪肝就是內臟脂肪堆積過多，透過空腹禁食，是修復人體運作的自然模式。我們人體利用休息睡眠的時間修復身體，睡覺的時候不可能吃東西，所以肝臟就有時間、有能力修復身體。人如果只吃三餐，從早上 7 點到晚上 7 點，最少有 12 小時可以不吃東西。所謂的間歇性斷食，第一步就是將 12 小時不吃東西延長至 16 小時，讓內臟多 4 小時的時間休息。慢慢適應之後，飢餓感會減少，再延長休息時間成為 18 小時、20 小時，甚至是 22 小時，讓身體休息的時間越來越長。禁食休息可以讓身體恢復自癒力，提升自我回收再利用的能力。

因為空腹血糖降低，可以減少胰島素的分泌，在心靈放鬆的狀態之下，身體為了因應低血糖，腦下垂體會分泌生長激素，可以讓人生長肌肉，皮膚變得緊實，頭腦變得清晰。但是高壓過勞之下，會有另外一個傷害身體的路徑，就是大量分泌腎上腺素及腎上腺皮質素，這兩個壓力荷爾蒙反而會造成肌肉的萎縮。所以心靈減壓十分重要，同樣一件事情，用不同的態度去面對，身體就會產生不同

的內分泌。

如果心靈是放鬆的，身體會分泌「生長激素」，壓力成為身體變得強壯的養分，所謂的「受苦與我有益」，「置之死地而後生」。如果心靈是緊繃的，身體會分泌壓力荷爾蒙「腎上腺皮質素」，壓力荷爾蒙反而傷害身體的肌肉，將肌肉變成了葡萄糖。所以過多的心理壓力就如同注射過多的類固醇一樣，會造成四肢肌肉萎縮，造成腹部脂肪堆積。在做間歇性斷食的時候，一定要放鬆心情，最好配合禱告的靜心活動。16 小時的間歇性斷食，只要多喝水，補充一點鹽分，很容易就可以克服肌餓感。如果你有服用藥物，情況會變得比較複雜，最好是諮詢對於斷食治療有經驗的醫師，以免發生藥物中毒的不必要副作用。

骨力自癒·
筋膜鍛鍊筆記

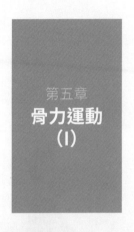

第五章
骨力運動
(I)

520 筋膜操，讓你呷百二

520 代表「我愛你」。
三個簡單的動作每天做，愛護自己的身體。

520 筋膜操

動作一 上下伸展「5」

預備動作

雙手五指伸展,左手拇指和右手拇指交扣,置於肚臍下方。

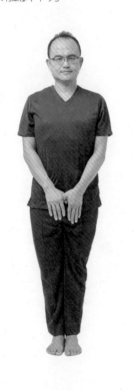

作法

雙腳合併,讓身體的底面積最小。

吸氣數到 5,雙手拇指交扣向上抬舉過頭,眼睛向上望。

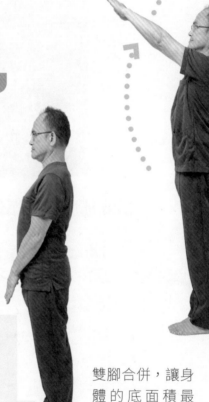

說明

這動作著重上下打開,是為了伸展前側的筋膜線。讓身體向上達到最高的高度,吐出舌頭可以加強筋膜的連動。

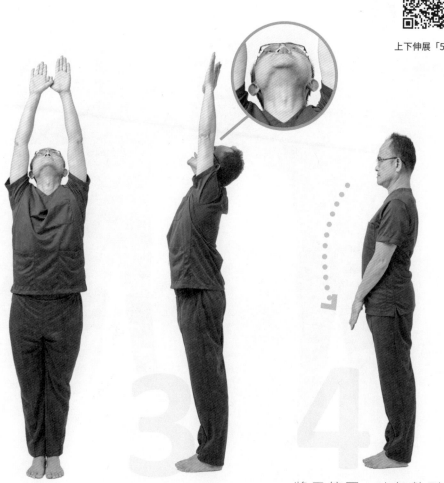

閉氣數到 5，縮臀提肛，舌頭向上伸出唇外，訓練舌咽神經。

將舌縮回，吐氣數到10，雙手向下回到肚臍下方，回到預備動作。吐氣慢有助於副交感神經放鬆。

次數

一次約 20 秒，連續做 3 次，共約 1 分鐘。

作法

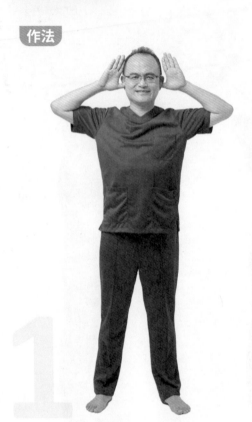

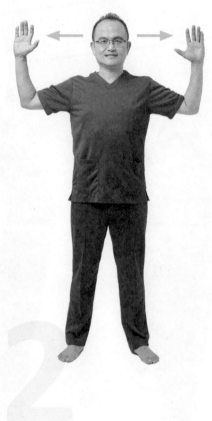

預備動作時，雙腳打開與肩同寬，增加身體的左右底面積。雙手五指打開，嘴巴打開，拇指塞住左右耳朵洞中，這是頭部及身體側面的中線。

拇指向外移開，此時可以聽到「啵」一聲，可以刺激耳朵的筋膜。吸氣數到 5，雙肘呈 90 度前臂朝天。

說明

這個動作著重左右打開。伸展側面的筋膜線，讓身體向左右伸展開來，增加上肢的肌肉力量。瞪大眼睛及張口咬牙可以加強筋膜的連動。

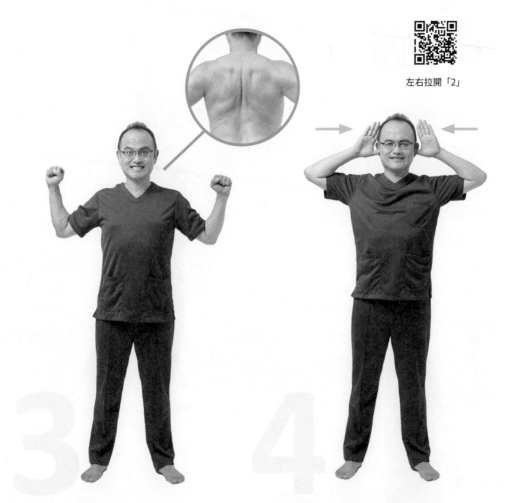

左右拉開「2」

閉氣數到 5，瞪大雙眼，張口扣齒咬牙，握緊雙拳，夾緊雙肩胛骨，雙臂肌肉用力，盡力挺胸在背後做出背溝。擴張外側的筋膜。

吐氣數到 10，放鬆拳頭，打開雙手，將拇指放回左右耳洞，回到預備動作。吐氣慢可以增加副交感神經活性，幫助身體放鬆修復。

次數

一次約 20 秒，連續 3 次，共約 1 分鐘。

520
筋膜操

動作三
前後移動「O」

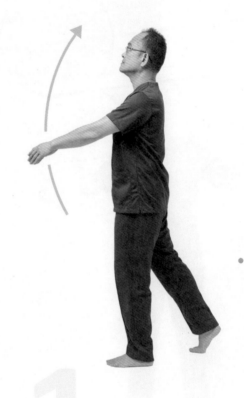

預備動作

左腳向前半步，左腳前、
右腳後。雙手向下五指打
開，雙手交叉向左右畫圓。
吸氣時重心在前腳，後腳
腳跟抬起，腳尖著地。

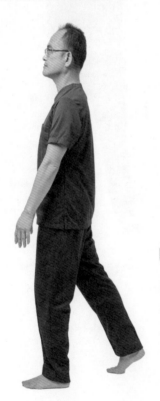

作法

吸氣數到 5，向上盡力吸，到達最高點之後，向左
右打開雙臂，手心向上如同花開，繼續用力張開
鼻孔吸氣如同聞香花，保持微笑，到雙臂呈現水
平。

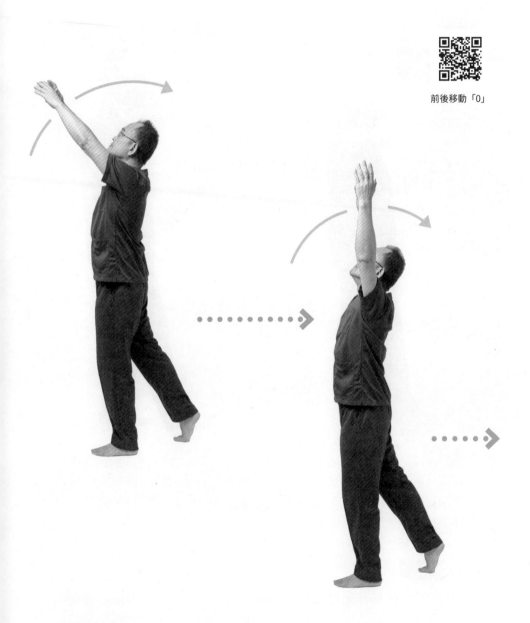

前後移動「0」

次數

一次約 5 秒，連續 4 次，共約 1 分鐘。

520
筋膜操

動作三
前後移動「0」

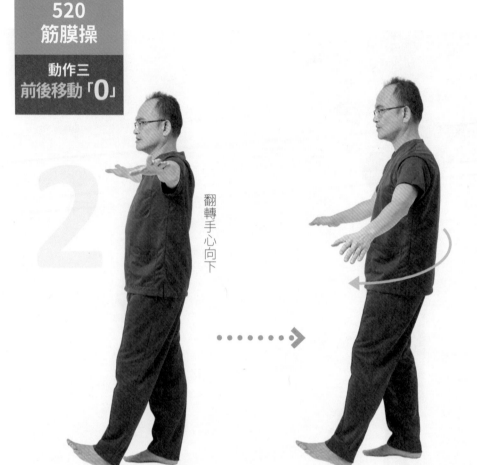

翻轉手心向下

吐氣數到 10，翻轉手心向下如同花謝，手臂緩慢向下，尖嘴吐氣如同吹蠟燭，氣長而緩，腹部肌肉用力，吐氣時將重心由前腳移向後腳。後腳微曲身體向後傾，可以鍛鍊背部的筋膜。此時後腳的腳趾要用力抓地保持平衡。前腳腳尖抬起腳跟著地。

說明

這個歸零的動作重點在於前後腳的重心交替，力量由前腳傳動到後腳。同時結合向上及向左右的最大延伸，可訓練筋膜張力及平衡。可以訓練腹肌、大腿與小腿肌肉群，及所有胸部上肢及臉部的呼吸肌群。可以說是最全方位的呼吸及筋膜的鍛鍊精華之法。用心專注做，身體會隨著每一次歸零的動作，越來越多的氧氣進入身體。

在做動作的同時，對於耳朵、眼睛、鼻孔、嘴唇、牙齒、舌頭都一起鍛鍊。筋膜如同中醫的經絡系統，和五官及內臟都有相通。

瞪大眼睛，可以加強眼部的筋膜系統進而強化眼力。**拇指塞耳再移開**，強化耳朵的筋膜系統進而強化聽力。**吐舌頭**強化舌頭的筋膜，進而防止吞嚥困難，預防吸入性肺炎。**扣齒**可以強化咀嚼的功能，增加牙齒的咬合力。**張開鼻孔**微笑吸氣，可以加強嗅覺及呼吸功能。**尖嘴吐氣和張口**則可以強化臉部筋膜，進而減少皺紋及鬆弛。這些動作能夠讓你保養自己臉部的五官及五感，提升生活品質及行動力。

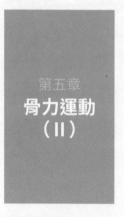

第五章
**骨力運動
（II）**

8 式筋膜棍，遠離阻塞疼痛

【心法口訣】

專注放下，感應天人。

【身法口訣】

向上提升，左右開展。
橫膈撐起，胸腹充氣。
骨盆端正，核心緊實。
腰頸仰天，腳趾抓地。

胸腹

**膻中
曲骨**

次數
15

膻中曲骨

動作

將桿子從兩乳當中的膻中穴，推到肚臍以下的恥
骨聯合，就是曲骨穴。用滾動的桿子，按摩胸腹
部的筋膜穴位。

功能

身體在胸腹部有許多經絡及筋膜，可以藉由這
個動作得到疏通，對於所有呼吸、消化、內分
泌、泌尿生殖系統都有幫助。

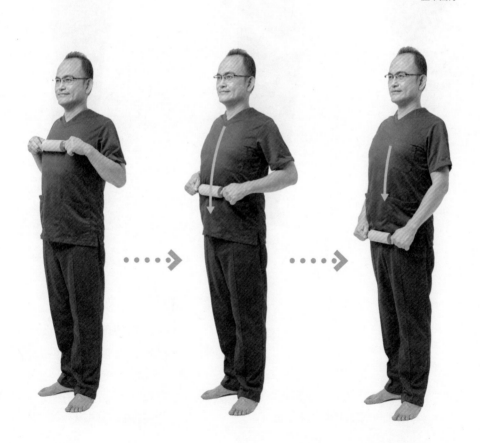

筋膜棍
8 式

胸腹

氣海
出息

次數
15

氣海出息

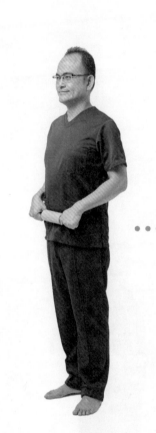

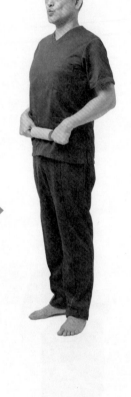

動作

用桿子左右向後按壓肚臍下 2 指的氣海穴，用力吐氣，先將肚子中所有的氣都吐出去。再吸氣。呼出二氧化碳，而且藉由用力吐氣，同時按摩所有的內臟。

功能

以核心肌群的所有肌肉用力吐氣，可以幫助身體排出二氧化碳。也是對所有內臟的強力按摩。將廢物排出，增加內臟自癒能力。

頸腰

**仰天
吐信**

次數
15

仰天吐信

動作

雙手握著桿子放在兩耳後方的枕骨大孔，抬頭仰
天，吐出舌頭向上，將舌頭深層的筋膜向上拉長，
數到 7。

功能

緩解頭痛及肩頸痠痛。防止吸入性肺炎，防治
舌頭的肌肉鬆弛，預防聲音沙啞。減少頸部肌
肉皮膚鬆弛。

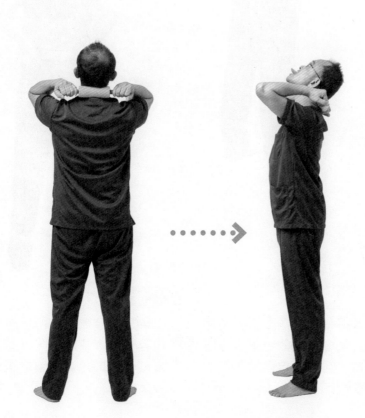

筋膜棍 8 式

頸腰

鐵桿
撐腰

次數
15

鐵桿撐腰

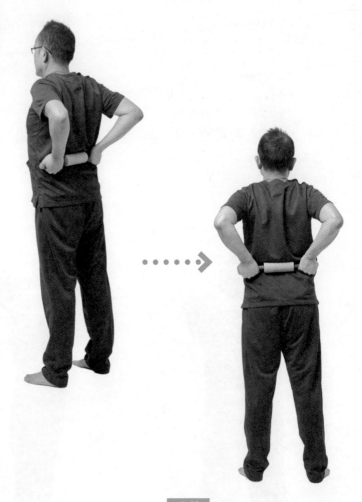

動作

雙手握著桿子，放在肚臍的正後方，也就是命門穴的位置，將腰椎往前撐，回覆腰椎正常後仰的曲度，數到 7。

功能

緩解下背疼痛，恢復身體端正姿勢及本體感覺，腰桿挺直減少肌肉疼痛，強化腰椎及下肢功能。

動作

兩手持桿向牆上滾動伸展，左腳在前，右腳在後，身體盡量向上伸展。之後右腳在前，左腳在後，交換伸展。

功能

伸展全身所有的肌肉、脊椎關節、上肢和下肢關節及筋膜。這是一個全身的伸展及肌力鍛鍊的動作。同時鍛鍊上肢、核心肌群及下肢。

上肢

滾滾上牆

次數
15

滾滾上牆

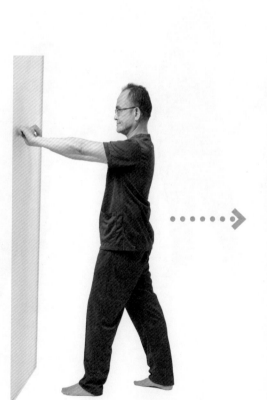

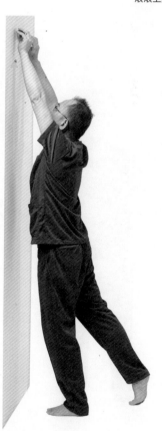

筋膜棍 8 式

上肢

等距共振

次數
15

動作

雙手的手心勞宮穴，頂住桿子的兩端。雙手由下向上，做不同角度的旋動，利用桿子保持兩手等距離。再由上向下做各種不同角度的旋動，此時需要身體意念的專注去感受兩手之間保持的等距所帶來的共振頻率。

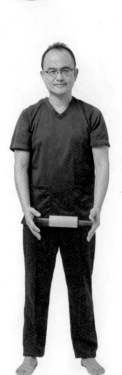

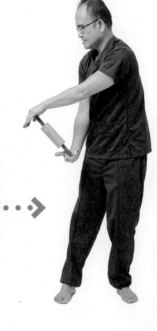

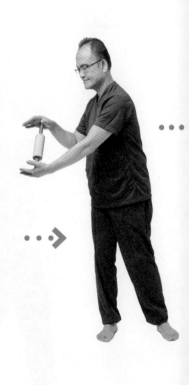

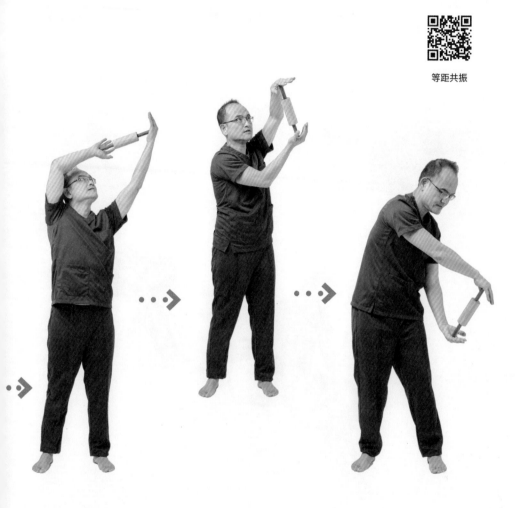

等距共振

功能

專注的意念，感覺自己的本體感覺向外延伸，可以感受到四周圍
的環境變化，以及自己的身體在空間中的位置變化。是一個潛能
開發的動作。不斷地變化姿勢由下向上再由上向下。感覺筋膜的
流暢性及感受自己和環境融為一體。

筋膜棍
8 式

下肢　膽經回流

次數
15

膽經回流

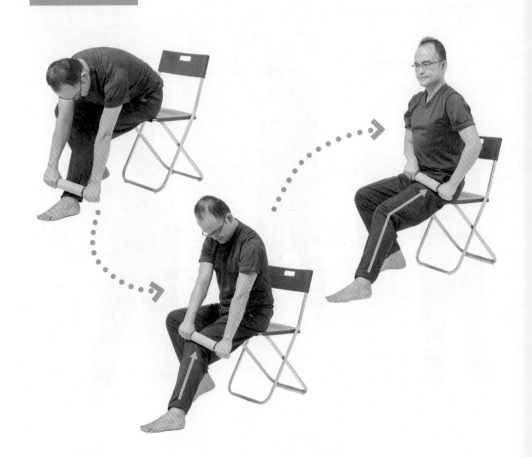

動作

雙手持桿，由下而上，從小腿推
向大腿的外側，捭動筋骨，促進
血液回流，通常會有點痠痛，因
為人體大腿跟小腿的外側是膽
經，很容易阻塞。

功能

可以緩解膝蓋疼痛、坐骨神
經痛，並減少大腿外側脂肪
的堆積。幫助全身筋骨功能
的提升。

178

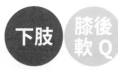

15

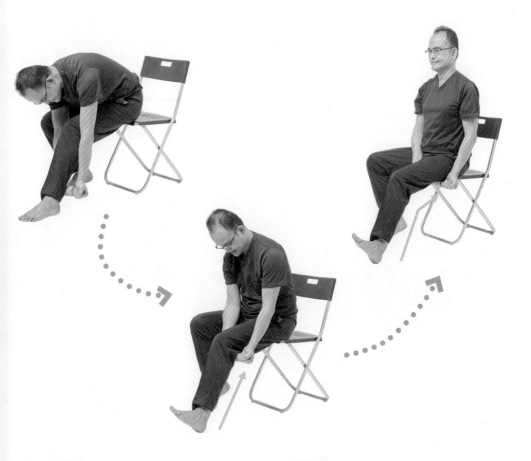

動作

雙手持桿，由下而上，從小腿肚，經過膝蓋後方，向大腿後側的膕後肌群捭動筋膜。由於久坐，許多人膝蓋後方的膀胱經絡有許多阻塞點，阻塞就會帶來痠痛。

功能

緩解坐骨神經炎、髖關節炎、膝關節炎及足底筋膜炎。幫助膀胱經絡的通暢，也可以幫助身體的排毒系統。將下肢的水腫排出，不但緩解疼痛，也有助於全身筋膜及內臟的健康。

骨力自癒
筋膜鍛鍊筆記

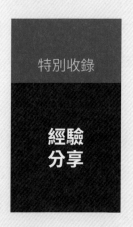

特別收錄

經驗
分享

2010 年才過完 65 歲的生日，我的左髖開始疼痛，到醫院就診，醫師診斷結果是退化性關節炎，但還沒嚴重到需要開刀的地步，醫生指示依圖復健，又開了消炎止痛藥，叮囑如果實在太痛才吃，不建議天天吃。

3 個月後情況一直沒改善，早上下床舉步維艱，疼痛的時間一天比一天長，心想難不成在沒開刀前，我的日子就是這樣過嗎？

在網路上曾看到許多蔡醫師的影片介紹，印象深刻，決定到蔡醫師的診所試試看。蔡醫師是一個充滿活力及熱忱的醫生，和一般醫院的醫生惜句如金完全不一樣，在充分了解我的狀況後，蔡醫師立即要求先停止服用降血脂的藥物並目標減重五公斤，穿上矯正鞋以矯正脊椎側彎，他並贈送我筋膜棍一支，要我早中晚飯前滾肚皮，又給了一張《骨科自癒地圖》的海報，讓我掃描上面條碼照著影片示範做復健運動，再三叮囑我要減糖及減麩。

治療了 4 個多月，其間除了給予骨震波治療、施打 Vit. B12 及 5% 葡萄糖，追蹤驗血報告並補充缺乏的維生素，本書所提到非侵入性的治療方式對我是終生受益。目前我已成功減重 10 公斤，三酸甘油脂也

降至 94mg/dL，其他相關指數也都比 15 年前體檢報告好，左髖關節的疼痛也改善很多。

　　我常羨慕國外有所謂的家庭醫師，我在這 4 個多月的看診中，我覺得我找到了我的家庭醫師，蔡醫師不只治療病人的身體疼痛，更重要的是他在幫助每個病人恢復健康，改善生活品質，就如他送我的筋膜棍上寫的，也是他期盼每個來看診過的病人都能：「呷百二」。

我父親23年次，今年（民國111年）88歲。前年9月因右髖關節嚴重痠痛不良於行約半年，到醫院骨科就診，醫師判斷為退化性關節炎，除非換人工髖關節，沒有治療或減緩疼痛的處置辦法。

在此先交代一下父親的重大病史：

1. 中風：約30年前中風，左邊手腳復健後恢復得不錯，目前持續看心臟科門診並長期服用抗凝血、高血壓藥物。

2. 血小板異常增生：在7及5年前兩度住院，主因是血小板異常增生2143（參考值120-400）、白血球19.24（參考值4-11），並有慢性間質性肺炎現象。之後，持續服用控制血小板增生藥物至今。

3. 胸椎T12壓迫性骨折：4年前因T12骨折住院，檢查出嚴重的骨質疏鬆，接受氣球擴張術並打骨水泥，恢復良好。目前，每半年注射減緩骨質疏鬆的「保骼麗」1次。

109年10月初開始，到蔡醫師門診接受治療，看看對右髖關節能否助益。至110年2月初，4個月來蔡醫師對我父親所做的主要診治方式：

1. 減重：監控血糖、減碳水化合物，減發炎因子

並減重 4Kg。

2. 減藥：除控制血小板藥外，其他藥物減量，減少副作用。

3. 自癒：中醫穴位注射葡萄糖、筋膜棍「呷百二」滾腹部、使用律動機、鼻腔自律神經治療、健走杖教學等，多方面促進自體恢復能力的提昇。

4. 補充維他命D3：2個月來，每2週服用D3一瓶，並驗血監測鈣、磷有無異常。此後活力有很大的提昇，也願意自主行走。

　　總結下來，我父親從進蔡醫師門診前舉步維艱（右髖很「痠」），到目前可以放開雙手走路，雖然肌肉力量仍然不足，但是非常明顯有進步！

　　此外他可以自己走樓梯下2樓，推助步車走到約200公尺外的理髮廳理髮，或自行到公園轉角曬太陽。不使用傳統西藥，氣色、精神、體力都能有長足進展，個人覺得非常不容易。

　　當然，患者的配合很重要，有緣遇到適當的醫者也是主因。祝福大家都有機緣恢復健康！

初識蔡凱宙醫師，是他在醫學中心擔任總醫師時，家母因為板機指手術，由蔡醫師安排住院床位。

家母長期受上背痛所苦，每當躺在床上，就開始錐心疼痛，嚴重時甚至痛到前胸。為人子女無法分擔她的苦痛，只能陪家母尋求醫師治療。在精密的核磁共振檢查下，仍找不出疼痛的原因；口服止痛藥也只是治標不治本，藥效過後疼痛仍持續。因緣際會，瀏覽了蔡凱宙醫師診所的網站，知道蔡醫師推崇自然醫學，抱著姑且一試的心情，在網路上掛號，並依約帶著家母看診。

初診要填寫詳細的資料，常規測量身高、體重，漫長的候診時間，還有營養師做飲食諮詢。進入診間，蔡醫師在問診及看過自備的外院影像光碟後，除了請護理師教導他自創的運動，還用穴位注射療法，治療家母的上背痛。當晚家母躺在床上，不再是哀聲喊痛，而是平穩地入睡。第二次看診，蔡醫師一一檢視家母平常的用藥，交代了幾種藥物暫停服用，尤其是冠脂妥（降血脂用藥），會造成肌肉痠痛。

家母除了上背痛痼疾，更是長期與肺腺癌搏鬥的

癌友。在蔡醫師將近半年的治療及指導，配合執行減糖、減藥後，疼痛指數從 10 分，下降到 5 ～ 6 分，多麼令人雀躍！偶爾的上背痛，也在蔡醫師教導的冰敷加塗抹椰子油後，獲得緩解。

我認為現代醫學，除了開立檢查和藥物治療之外，如何有效的預防疾病、正確的飲食和運動，更為重要。相信看過蔡凱宙醫師一系列的著作，會得到答案！

我是一個年 82 歲的老太太，左膝腫痛發熱兩個月了，曾去看一位復健科醫師，他沒有等 X 光就先開了兩週的止痛藥。下一次去門診，他看了 X 光片，因為痛沒有緩解，他換成更強的止痛藥，兩週後再一次去，還是止痛藥，而且連續處方三個月。痛雖然稍減，但是腫熱仍在，我不禁懷疑：只能這樣吃止痛藥而已嗎？

有位虔誠的基督徒好友說：「找蔡凱宙醫師！」

蔡醫師立刻要我停服止痛藥，他從我的膝關節抽出 10CC 的水，並注入玻尿酸。他充滿信心的鼓勵我，好好的保固，希望能用到 120 歲！

蔡醫師的方略是全方位的：維他命 B12 注射，檢測血中的維他命 D 的量，口服維他命 D 口服液，加速提升血中濃度。禁食甜品，控制體重，買正骨帶回家運動，加強膝蓋的肌肉強度，買椰子油回家做腿部的按摩。現場有教練教運動，小蔡是蔡醫師的弟弟，他手工客製鞋墊，改善腳的人體工學，這真是意外的驚喜！走起路來逍遙自在，好像可以騰雲駕霧。

　　謝謝蔡醫師，他不只消除了我關節的痛，同時也提升了我的生活品質，全方位的健康！

2020 年 10 月 27 的晚上，我慢慢用手將我無力的左腳抬起，伸入到裝滿冰塊的冰水水盆裡，瞬間抽了回來！那左腳已經不是我的了，整個冰鎮麻痺感密密麻麻的劇烈刺痛我每一個毛細孔，我立刻將腳從碎冰中拿出來掛在水盆邊，等著左腳漸漸恢復知覺……一整晚我就這樣反覆抬腳泡在碎冰裡再快速抽出……

我執行了這個自然療法長達一個月，我也不知道為什麼這麼相信蔡凱宙醫師？但是，蔡醫師的自然療法結束了我橫跨 10 年來，因為慢性疼痛而受到的折磨。多年來我一直很努力，沒有間斷的在大醫院的骨科、疼痛科、復健科求診，也到坊間知名的原始點、針灸、整脊、撥筋、推拿等機構治療，我吃 B 群鈣鎂錠、熱敷泡溫泉，只為緩解我的疼痛。我很感恩這 10 年來曾盡心盡力幫我暫緩疼痛的各類療法師父。

我的慢性疼痛經常沒有預警的在半夜從鼠蹊部和骨盆裡酸出來，可以酸到坐立難安，日復一日的疼痛導致我無法使力，行動不自如幾乎要拿枴杖。

蔡凱宙醫師使用葡萄糖及 B12 注射在我的疼痛部位的穴道上，第一天痠痛麻的感覺好了 80%，而因為我的肌筋膜深度沾黏，所以也使用 3 次震波深

度梳理筋膜肌肉，恢復彈性。

　　蔡凱宙醫師不但終結我的慢性疼痛，並找出我肌肉疼痛的主因來自內科醫師讓我長期用藥來降低我的膽固醇所引起的副作用，導致我四肢疼痛以及非常的疲倦。他並明確指出心臟病、心血管鈣化等問題不是膽固醇造成的，是糖、抽菸、高血壓等造成血液循環不良。

　　醫療分科體制讓民眾茫然，求診時耗能耗費。在蔡凱宙醫師的診療理念中，我響應共鳴心行合一的自然健康醫療體制，讓人壯而不老，老而不衰，衰而無疾，無疾而終，終盡天年。

　　離開診所前，蔡凱宙醫師要我忌口，斷糖斷麩。捨棄這些並擇優平衡身體所需營養，對肉身必有好處。至於運動方面，我在「生物能健康醫學氣功」練習，得到很好的丹田呼吸的訓練。

　　現代的保養健康很簡單，資源無所不在，這本書已鋪好路徑，超前佈署身體的自然舒適，精神的自在接受。有智慧才有慈悲來護持難得的人身法船。祝福您也鼓勵我自己！

我本身有醫護背景，但在面對媽媽罹患躁鬱症和退化性關節炎的求醫過程，還是走了不少冤枉路，讓媽媽受了不少苦，我內心一直很內疚。

傳統醫療大都偏好用藥物治療，媽媽曾經哭著跟我說，「我不要天天吃十幾顆藥」，她覺得人生好苦，活著沒有意義。藥物帶來的副作用，讓人深陷苦海。為了治療，讓身體承受更大的傷害。

受盡折騰，直到我在友人的臉書上看到蔡凱宙醫師的骨科自癒療法，我才抱著姑且一試的心情帶媽媽來到診所。

強調營養和自主運動，在這裡醫護人員的比例很高，病人可以得到更多的照顧之外，這裡也特別重視病人的衛教和醫病關係，蔡醫師是一位仁心仁術的醫生，總是不厭其煩的教導我要如何調整媽媽的飲食，要怎麼撥筋、多曬太陽、喝鹽滷水，他常設身處地為患者和家屬著想，讓我不會無所適從。

在全身照護和減藥加強補充 D3 的醫治下，媽媽身體逐漸轉好進步中，看到她開心歡喜，我也體悟到，千萬不要忽略身體的自癒能力，最好越早養成

這種以健康飲食、運動拉筋、呼吸法為主的生活習慣，才能遠離病痛，過一個健康的幸福生活。

當初因為頸背受傷，因緣際會來到蔡醫師的自然骨科診所就診。醫師總是以親切的態度問診，並教導患者如何以不服藥、不開刀的方式恢復健康。治療之初疼痛加劇，醫師研判是維他命 D 不足所致，在補充後自癒力隨之提升，加上塗抹椰子油於患處有消炎的療效，疼痛便顯著地改善。此外，透過飲食調整、營養補給、姿勢矯正、肌力訓練及增生療法等，也讓我感受到蔡醫師的療法對健康帶來的助益。

身體是一部非常精密的儀器，我們總是習慣「頭痛醫頭，腳痛醫腳」，但醫師卻讓我們明白身體是一個休戚相關的整體，唯有透過自然療法回歸到身心的平衡與提升自癒力，病痛才能消失無蹤，非常感謝醫師給予患者這樣一把開啟健康智慧的鑰匙。

賴先生

　　我今年58歲，認識蔡凱宙醫師是在一個電視節目中，蔡醫師介紹北歐健走杖的使用及復健應用方式吸引我的注意，而前往求醫而結緣。

　　我在蔡凱宙醫師的治療過程中，深深的體會下列兩點：

1. 個人的肌肉沾黏或受傷，多半是長時間肌肉使用方式不正確及飲食不健康所引起，所以光靠復健並無法在短時間內完全康復，必需調整飲食習慣及復健雙管齊下，才有可能解決多年沉痾。

2. 在飲食方面，蔡醫師讓我了解減糖甚至斷糖對身體保養的重要性及對改善肌肉沾黏的效益。

　　我在蔡凱宙醫師的診治下，體重從74公斤減至今66公斤（最輕64公斤），不僅個人感覺輕盈許多，對於肌肉及肌腱的復健更是事半功倍。

我今年65歲，目前從事對日貿易工作。

若談及敝人與蔡醫師是如何結識？我只能說完全是一個「緣」字。兩年前在中部一位朋友的介紹下，與蔡醫師的胞妹一面之緣，經由胞妹的介紹外加名片一張，「蔡凱宙」進入我的生命檔案。

去年八月因運動傷害外加宿疾復發，讓我興起了更換醫師的念頭，就這樣進了蔡醫師位於羅斯福路的診所。初診時個人資料問卷非常詳盡，諸如身高、體重、腰圍、腕力測試等盡在其中，蔡醫師就診時非常仔細地詢問患者各種問題，從而告知患者病痛的因果關係及如何治療，經過這半年的治療，我已大致痊癒，回想這半年來與蔡醫師的接觸，我個人的觀察：

1. 蔡醫師的診療是根據每位患者「身體素質」量身訂製診療配方，是從「質」上作管控，而非「量」的管控。

2. 診療過程中，不斷地再教育患者一些新的醫學知識並更正坊間一些錯誤資訊，從而讓患者改變觀念，進而建立良好生活習慣，提昇生活品質，讓診療效果更明顯，患者能盡早脫離病痛的糾結。

　　蔡醫師從營養學角度診治病痛，儘量不用藥原則並配合運動強化自身免疫系統，達到「強身健體」目的，是我最推崇的觀念。若有人詢問我有良醫可介紹嗎？我會豎起大拇指說「就是他」！

賴女士

我曾動過兩次的乳癌手術，每次都吃 5 年的抗癌藥，吃藥引起許多的後遺症，譬如手腳的關節僵硬、變形、疼痛，血管性水腫，體重增加十幾公斤，所以無論站、立、坐、臥、行走各方面都變得很困難、很痛苦，加上我有拇趾外翻、長短腳、脊椎側彎等問題，各種的折磨都不足與外人道也。

蔡醫師建議我穿矯正鞋墊，使用健走杖，做各種鍛鍊，解決了我行動困難的困擾，而且減重了 3 公斤。現在我只要出門都使用健走杖，一方面當做運動，一方面隨時解決我各種突發的行的問題。之後我還去走過中國的萬里長城和西安古城呢！

蔡醫師又建議我用飲食控制來減重，我禁食所有的小麥製品例如麵食，半年減重了 5 公斤；我本來就不太吃甜食或含糖飲料，我又開始禁食水果，4 個月就減重了 4 公斤，所以我一共減重了 12 公斤左右。這 3 年多來我一直照著蔡醫師的指導，實行 24 小時油鹽湯斷食法，不吃早餐，午餐只吃一些好油、蛋白質、堅果，晚餐就正常的吃，但還是禁食麵食、甜食、水果、牛奶，所以我一直沒有再復胖，覺得很輕鬆舒服。

　　另一方面蔡醫師也指導我如何漸進的減藥以達到停藥的目的，我已停掉預防中風的藥4年、降血壓藥2年了，持續使用律動機的運動代替吃藥，對身體較沒有副作用的傷害。

　　這些年來我接受蔡醫師的指導與幫助，減少了許多疾病的折騰和痛苦，提升改善我的生活品質。今天把我的經驗寫出來與大家分享，一方面也表達我對於蔡醫師的無限的、由衷的感恩之意！

　　本人因年輕時腰部使力不當受傷，加上後來久坐少動，長期下來即成慢性腰痛，雖藉助靠腰、護腰及坐墊，以及其他按摩器材，但改善有限。

　　2020年9月，發生突發性腰痛，經友人介紹至蔡醫師處門診，其治療有異於傳統打針吃藥，乃藉諸如斷食、禁（或少）吃甜食、水果、澱粉類食物，以減低體內發炎，另外再加上量身訂做的矯正鞋、肌力、柔軟度訓練等方式，如此個人身體力行，不只體重減輕，且連帶三酸甘油脂和血壓也都降低，雙腳下肢水腫也消了，腰及髖、臀部的不適也改善不少。

　　蔡醫師建議患者回家要做DIY的自我訓練，可謂是多管齊下，治本也治標，一勞永逸，一生受益匪淺的治療方式，謝謝蔡醫師的仁心仁術。

骨力自癒·
筋膜鍛鍊筆記

骨力自癒：
筋膜鍛鍊筆記

國家圖書館出版品預行編目 (CIP) 資料

骨力自癒逆轉密碼：鬆開筋膜‧遠離疼痛‧強健骨骼‧
提升肌力‧改善免疫 / 蔡凱宙著 . -- 初版 . -- 臺北市 :
原水文化出版 : 英屬蓋曼群島商家庭傳媒股份有限公
司城邦分公司發行 , 2022.05
　　面 ;　公分 . -- (悅讀健康系列 ; 167)
ISBN 978-626-95643-7-8(平裝)

1.CST: 肌筋膜放鬆術 2.CST: 健康法

418.9314　　　　　　　　　　　　111000468

悅讀健康 167

骨力自癒逆轉密碼：

鬆開筋膜‧遠離疼痛‧強健骨骼‧提升肌力‧改善免疫

作　　　者／蔡凱宙
企畫選書／林小鈴
責任編輯／潘玉女
編輯協力／李宛澍

行銷經理／王維君
業務經理／羅越華
總 編 輯／林小鈴
發 行 人／何飛鵬
出　　　版／原水文化
　　　　　　台北市南港區昆陽街 16 號 4 樓
　　　　　　電話：（02）2500-7008　傳真：（02）2502-7676
　　　　　　E-mail：H2O@cite.com.tw　部落格：http://citeh2o.pixnet.net/blog/
發　　　行／英屬蓋曼群島商家庭傳媒股份有限公司城邦分公司
　　　　　　台北市南港區昆陽街 16 號 8 樓
　　　　　　書虫客服服務專線：02-25007718；25007719
　　　　　　24 小時傳真專線：02-25001990；25001991
　　　　　　服務時間：週一至週五上午 09:30 ～ 12:00；下午 13:30 ～ 17:00
　　　　　　讀者服務信箱：service@readingclub.com.tw
劃撥帳號／19863813；戶名：書虫股份有限公司
香港發行／城邦（香港）出版集團有限公司
　　　　　　香港九龍土瓜灣土瓜灣道 86 號順聯工業大廈 6 樓 A 室
　　　　　　電話：(852)2508-6231　傳真：(852)2578-9337
　　　　　　電郵：hkcite@biznetvigator.com
馬新發行／城邦（馬新）出版集團
　　　　　　41, Jalan Radin Anum, Bandar Baru Sri Petaling,
　　　　　　57000 Kuala Lumpur, Malaysia.
　　　　　　電話：(603) 90563833　傳真：(603) 90576622
　　　　　　電郵：services@cite.my

美術設計／劉麗雪
攝　　　影／梁忠賢（Studio X_ 賢勤藝製有限公司）
製版印刷／卡樂彩色製版印刷有限公司
初　　　版／2022 年 5 月 5 日
初版 8 刷／2024 年 7 月 11 日
定　　　價／450 元

城邦讀書花園
www.cite.com.tw

ISBN　978-626-95643-7-8